DES RÉSULTATS FONCTIONNELS ÉLOIGNÉS

DE LA

GASTRO-ENTÉROSTOMIE

DANS LES STÉNOSES NON CANCÉREUSES

DU PYLORE

PAR

Le Dr R. GUEDJ

ANCIEN EXTERNE DES HOPITAUX DE PARIS

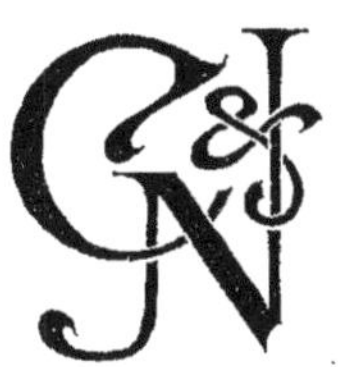

PARIS

GEORGES CARRÉ ET C. NAUD, ÉDITEURS

3, RUE RACINE, 3

1898

DE LA

GASTRO-ENTÉROSTOMIE

DANS LES STÉNOSES NON CANCÉREUSES

DU PYLORE

PAR

Le Dr R. GUEDJ

ANCIEN EXTERNE DES HOPITAUX DE PARIS

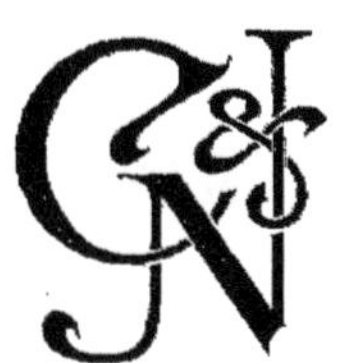

PARIS

GEORGES CARRÉ ET C. NAUD, ÉDITEURS

3, RUE RACINE, 3

—

1898

A LA MÉMOIRE VÉNÉRÉE

DE MON BEAU-PÈRE

A MES PARENTS

A MES AMIS

A M. LE PROFESSEUR AGRÉGÉ TUFFIER

CHIRURGIEN DE LA PITIÉ

MEMBRE DE LA SOCIÉTÉ DE CHIRURGIE

CHEVALIER DE LA LÉGION D'HONNEUR

A M. LE PROFESSEUR AGRÉGÉ CAMPENON

CHIRURGIEN DE LA CHARITÉ

MEMBRE DE LA SOCIÉTÉ DE CHIRURGIE

A MON PRÉSIDENT DE THÈSE

M. G. HAYEM

PROFESSEUR DE CLINIQUE MÉDICALE A LA FACULTÉ DE PARIS

MEMBRE DE L'ACADÉMIE DE MÉDECINE

OFFICIER DE LA LÉGION D'HONNEUR

C'est dans le service de M. Tuffier, professeur agrégé,
que nous a été inspirée l'idée de ce travail et ce sont les
malades opérés par cet excellent maître que nous avons
étudiés. Nous tenons à lui exprimer ici toute notre reconnaissance pour son bienveillant accueil et pour les
conseils qu'il n'a cessé de nous prodiguer.

Parvenu au terme de nos études médicales, c'est pour
nous un agréable devoir de témoigner notre estime et
notre reconnaissance aux maîtres qui, dans les hôpitaux
de Paris, nous ont fait l'honneur de nous admettre dans
leur service. A M. le Dr Schwartz, à M. le Dr Merklen, à
M. le Dr Faisans qui ont dirigé nos premiers pas dans
l'étude de la chirurgie et de la médecine, nous exprimons
toute notre gratitude. Nous avons gardé le meilleur souvenir de l'année d'externat que nous avons passée auprès
de M. le Dr Humbert, à l'hôpital Ricord.

Nous tenons à témoigner à M. le Dr Campenon toute
notre reconnaissance et tout notre respect. Pendant tout
le temps que nous avons eu l'honneur de passer auprès
de lui comme externe, il n'a cessé de nous témoigner la
plus grande bienveillance et de nous prodiguer ses conseils. Nous avons gardé le meilleur souvenir de son ensei-
gnement original, de sa façon imagée d'exposer les choses
et de son précieux sens clinique.

Nous adressons à notre dernier maître, M. le Dr Dreyfus-Brisac, toute notre reconnaissance pour le bienveillant accueil que nous avons rencontré auprès de lui pendant notre dernière année d'externat.

A notre ami, M. le Dr Carrion, qui nous a prodigué si largement son temps et ses conseils, notre bien sincère gratitude.

Nous remercions infiniment M. le Pr G. Hayem, non seulement pour les conseils qu'il nous a prodigués et les observations qu'il nous a confiées mais encore pour le grand honneur qu'il nous a fait en acceptant la présidence de notre thèse.

INTRODUCTION

Dans ces dernières années, le patrimoine de la chirurgie s'est considérablement augmenté; et, pour ce qui concerne l'estomac, en particulier, nombre d'affections sont devenues justiciables de l'intervention opératoire, qui jusqu'à présent étaient réputées purement médicales. Il y a un peu plus de dix ans, dit Kefer, on aurait appelé rêveur celui qui, à propos des affections de l'estomac, aurait parlé de la possibilité d'une intervention chirurgicale. Et Kussmaul, après s'être demandé si les générations futures se hasarderaient dans un « avenir lointain » à tenter de guérir le rétrécissement du pylore par le bistouri, écrivait : « Qui pourrait, dans le temps où nous vivons, répondre à cette question? » Cet avenir était peu lointain, et Kussmaul lui-même put voir la réalisation de son rêve : la cure radicale de certaines gastropathies graves par l'opération sanglante.

Les premiers essais datent de 1879, et déjà, en 1889, on avait effectué 107 gastro-entérostomies et 153 résections du pylore. Les statistiques se sont succédé depuis, de plus en plus encourageantes, grâce aux progrès de la chirurgie et à l'expérience personnelle de chaque opérateur, Les résultàts opératoires sont actuellement des plus satisfaisants. Ils le sont surtout pour la gastro-entérostomie, comme en témoigne la brillante statistique de notre maître, M. Tuffier (1).

Par sa simplicité, par le peu de danger qu'elle comporte, cette opération a pris la plus grande extension; d'ailleurs c'est celle qui remplit le plus d'indications.

Mais on a bien rarement étudié les diverses fonctions de l'estomac après la gastro-entérostomie pratiquée pour rétrécissement non cancéreux du pylore.

Et pourtant, il ne suffit pas pour apprécier la valeur de cette opération de s'en tenir à sa mortalité, à sa durée, aux difficultés techniques qu'elle comporte. Il s'agit encore et surtout de savoir si les fonctions de l'estomac ont été récupérées ou améliorées par elle. Nous ajouterons que c'est la notion exacte de l'état de l'estomac après l'opération, qui permet, seule, de formuler un pronostic et d'instituer un traitement médical ultérieur.

Quelques auteurs se sont contentés, pour conclure au rétablissement des fonctions de l'estomac, de constater l'augmentation de poids du malade et la disparition, chez lui, des symptômes subjectifs. Mais, pour si importantes que soient les données fournies par ce mode d'examen, nous estimons qu'elles sont insuffisantes. Nous avions avant l'opération un estomac qui ne fonctionnait pas du tout et un intestin tout disposé évidemment à remplir son rôle physiologique mais ne pouvant le faire, en raison de

____

(1) Tuffier. *Académie de méd.*, mars 1898.

la sténose qui empêchait les ingesta de parvenir jusqu'à lui. Après la gastro-entérostomie, il est clair que, même si l'estomac reste un organe inutile, le seul fait d'avoir supprimé l'obstacle, permettra aux aliments de parvenir à l'intestin ; celui-ci effectuant alors non seulement son travail digestif mais une partie de celui de l'estomac, le sujet assimile et son poids ne peut manquer d'augmenter. Quant aux symptômes subjectifs, ils étaient sous la dépendance du rétrécissement et, en détruisant la cause, vous avez supprimé l'effet.

La nécessité s'impose donc, pour conclure au retour à la normale des fonctions de l'estomac, de recourir à d'autres procédés d'investigation.

Or ce travail n'a été fait qu'à l'étranger, encore que les observations soient rares. Dunin, Mintz, Kaentsche, Rosenheim, Haberkant, Kefer, Kischkine, Wassilief, y ont apporté leur contribution. M. Tuffier en a parlé incidemment dans un article de la *Presse médicale* (1).

En France, nous ne trouvons rien de semblable dans la littérature médicale à part une observation de M. Hayem (2) et une autre de M. Mathieu. Mahaut (3) a étudié, dans sa thèse, les fonctions de l'estomac après la gastro-entérostomie mais il n'a eu en vue que les sténoses malignes.

Ayant eu l'occasion d'observer dans le service de M. Tuffier un certain nombre de sténoses non cancéreuses du pylore opérées et guéries par la gastro-entérostomie,

---

(1) TUFFIER. *Presse méd.*, 10 février 1898.
(2) Hayem. *Société des hôpitaux*, novembre 1896.
(3) Mahaut. *Thèse de Lyon*, novembre 1895, n° 1126.

nous avons accepté avec empressement l'idée qui nous a été suggérée de suivre ces malades, de voir ce que devenaient chez eux l'état général et le chimisme gastrique, et d'étudier le fonctionnement du nouvel orifice de communication entre l'estomac et l'intestin.

L'étude du suc gastrique a été faite par M. Carrion, dans le laboratoire de M. Hayem, par le procédé d'examen en série continue, après le repas d'Ewald. L'insufflation nous a renseigné sur le fonctionnement du nouvel orifice pylorique en même temps que sur le degré de rétraction des parois stomacales. Enfin nous avons interrogé le pouvoir d'absorption de la muqueuse gastrique, d'après le procédé de Penzoldt et Faber, en faisant ingérer à nos malades $0^{gr},20$ d'iodure de potassium et en cherchant au bout de combien de temps on décélait la présence de l'iode dans la salive.

Nous croyons qu'il n'est pas sans intérêt de résumer les observations des auteurs que nous avons mentionnés afin de pouvoir, dans la suite, effectuer un rapprochement entre les résultats qu'ils ont obtenus et ceux que nous avons observés nous-même.

Dunin rapporte trois cas de sténose cicatricielle du pylore dans lesquels, quelques temps après la gastro-entérostomie, il a examiné les fonctions de l'estomac. Avant l'opération, la dilatation était toujours très accentuée ; l'estomac descendait plus ou moins au-dessous de l'ombilic. La rétention était également très marquée. Il y avait toujours hypersécrétion et hyperacidité. Celle-ci était due non seulement à HCl mais encore à des acides gras, nés des fermentations anormales. La douleur était constante. Après l'opération, les symptômes subjectifs avaient disparu. Le poids avait augmenté.

L'estomac était revenu à ses dimensions normales. La « motilité » s'était améliorée, mais dans aucun cas elle n'était revenue à la normale : c'est ainsi que, chez son premier malade, l'estomac contenait encore 250 centimètres cubes, une heure et demie après le repas d'épreuve; chez les deux autres, au bout du même temps, on pouvait encore retirer 150 à 200 centimètres cubes de résidu, ce qui constitue un fait pathologique.

La sécrétion avait diminué ; au cours des premières semaines qui suivirent l'opération, on trouvait encore à jeun, dans l'estomac du premier malade 150 à 250 centimètres cubes ; quelques mois plus tard, on n'en trouvait plus que 30 à 50.

Dans le troisième cas, l'estomac qui pouvait contenir 250 centimètres cubes n'en contenait plus que 25. L'arrêt complet de la sécrétion, dans l'intervalle des digestions, n'a donc jamais été observé.

L'acidité générale avait diminué, dans le premier cas de 65 à 55, dans le second de 64 à 56 ; quant à la quantité de HCl libre, elle était tombée de 38 à 20.

L'acide lactique et les acides gras avaient disparu. Les corpuscules de Jaworski persistaient. Dunin conclut également, après l'insufflation, que « le nouvel orifice suffit à sa tâche ».

Mintz et Grunzach ont publié en 1893 un cas de gastro-entérostomie pratiquée par Oderfeld.

« Le rétablissement des fonctions motrices fut complet; la limite inférieure de l'estomac était située, avant l'opération, à trois travers de doigt au-dessous de l'ombilic. On pouvait retirer de l'estomac à jeun 700 centimètres cubes d'un contenu formé de restes alimentaires.

A = 0,268 pour 100 ; L = 0,152 pour 100.

Deux mois après la gastro-entérostomie, on ne pouvait plus retirer que quelques gouttes de liquide acide et, deux heures après le repas d'épreuve, l'estomac était complètement vide.

Neuf mois après l'opération, la limite inférieure de l'estomac était située à trois travers de doigt au-dessus de l'ombilic. L'estomac, à jeun, contenait un résidu à réaction *alcaline* et ne renfermait pas de restes alimentaires. Une heure après le déjeuner d'épreuve, 40 centimètres cubes de contenu stomacal. A = 0,164 pour 100 ; L = 0,08 pour 100 ; T + S = 0,104 pour 100 ; deux heures après le déjeuner d'épreuve, l'estomac était complètement vide. Dans ce cas, la motilité de l'estomac doit être considérée comme normale. »

Mintz a pu examiner également un malade de Grostern chez qui la gastro-entérostomie avait été pratiquée par Oderfeld.

« La limite inférieure de l'estomac était située, avant la gastro-entérostomie, à quelques travers de doigt au-dessous de l'ombilic. Après un lavage de l'estomac, le soir, on se proposait d'examiner le contenu de l'estomac, à jeun, le lendemain matin. Mais, malgré les recommandations qui lui furent faites, le malade prit de l'eau quelques heures avant le repas d'épreuve.

On lui retira de l'estomac un litre de liquide qui contenait des cristaux d'hémine. A = 0,280 pour 100 ; L = 0,140 pour 100 ; T. = 0,260 pour 100.

Après un lavage rigoureux de l'estomac, le malade fut soumis au repas d'épreuve. Une heure après, on retira de l'estomac environ 300 centimètres cubes de contenu. A = 0,212 pour 100 ; L = 0,088 pour 100. Encore un lavage et le malade ne prit pas autre chose « per os ». On put cependant retirer, le lendemain matin, 15 centimètres cubes de liquide A = 0,212 pour 100 ; L = 0,107 pour 100.

Dans ce cas il s'était produit une amélioration dans la faculté motrice de l'estomac ; dix jours après l'opération, l'estomac à jeun était vide ; on ne trouvait aucune stagnation, au moment de l'épreuve, onze semaines plus tard; mais les fonctions mécaniques de l'estomac n'étaient pas normales, même trois mois après l'opération, car la grande quantité de contenu stomacal, après le repas d'épreuve, prouve sûrement un affaiblissement de la motilité. »

Rosenheim fit ces mêmes recherches chez quatre malades opérés par Hahn. Mais l'auteur ne parle d'une manière précise que d'un seul malade ; les résultats furent des plus brillants. Un homme âgé de 37 ans se plaignait depuis 14 ans de pesanteur dans la région de l'estomac, de renvois; 2 ans auparavant il avait eu une hématémèse.

L'examen montra que la grande courbure était située à quatre travers de doigt au-dessous de l'ombilic. Clapotage à l'épigastre, quoique le malade n'eût rien mangé depuis seize heures. La sonde fait sortir deux litres de liquide trouble, contenant des restes alimentaires brunâtres ; $A = 56$; $L = 27$. Au microscope, des sarcines en grand nombre. Beaucoup d'amylacées non digérées, des restes de viande. Après un lavage fait le soir, on retire le lendemain matin 600 centimètres cubes d'un liquide légèrement trouble, brunâtre. Le suc gastrique est très acide et contient HCl libre.

Quelques semaines après l'opération, l'estomac à jeun est vide ; une heure trois quarts après le repas d'épreuve il ne contient plus de restes alimentaires. Une épreuve faite quatre mois après montre que les fonctions *motrices et sécrétoires* sont complètement normales.

L'estomac descend, après gonflement, jusqu'à l'ombilic. Plus de troubles du côté de l'estomac. Augmentation de poids de 52 livres.

Quant aux trois autres cas, aucun ne présenta d'amélioration de l'activité motrice.

M. HAYEM rapporte à la *Société médicale des hôpitaux* (1) un cas de sténose cicatricielle consécutive à l'ingestion de chlorure de zinc. L'examen des fonctions gastriques, avant l'opération, donna les résultats suivants :

A jeun, on pouvait retirer de l'estomac une certaine quantité de liquide ; deux heures et demie après le repas d'épreuve, l'estomac n'était pas encore vide. D'autre part, l'étude du contenu à différentes périodes de la digestion montre une digestion faible et suivant une marche irrégulière. Quatre mois et demi après l'opération, une heure et demie après le repas d'épreuve, l'estomac n'était pas encore vide. La digestion était faible. Cependant l'estomac avait accompli un certain travail.

M. MATHIEU (2), chez une opérée de M. Chaput, constata que l'estomac se vidait avec difficulté. Quant au liquide sécrété, il était à peu près égal, comme quantité, à la moyenne physiologique.

KISCHKINE rapporte le cas d'une malade atteinte de rétrécissement non cancéreux du pylore opérée par le Pr Bohroff. Avant l'opération, elle souffrait de vomissements continuels, de pyrosis, de regurgitations brûlantes. On provoquait l'agitation péristaltique dès qu'on la palpait ; son estomac descendait à trois travers de doigt au-dessous de l'ombilic. Tous les matins, on retirait, à jeun, 1,500 centimètres cubes de bouillie stomacale d'odeur

---

(1) Novembre 1895.
(2) *Société des hôp.*, novembre 1895.

fétide. Cette bouillie très acide contenait beaucoup d'acide lactique , de l'acide chlorhydrique libre, beaucoup de sarcines et de ferments figurés. La motilité de l'estomac était très atténuée. La malade, fortement émaciée, pesait 78 livres.

On pratiqua la gastro-entérostomie le 18 janvier 1894.

Deux mois après l'opération, l'estomac s'était rétracté et sa limite inférieure se trouvait à deux travers de doigt au-dessus de l'ombilic. L'estomac à jeun ne contenait plus que 3o à 70 centimètres cubes de résidus sans odeur ni mucosités. Après le repas d'Ewald, on constata de l'acide chlorhydrique libre et un peu d'acide lactique ; plus de sarcines ni de ferments figurés, un peu de bile.

L'iode fut décelée dans la salive dix minutes après l'absorption de l'iodure de potassium. Poids 106 livres. État général excellent.

Peut-être les aliments séjournaient-ils trop longtemps dans la cavité gastrique, en raison de la hauteur de l'orifice de communication avec l'intestin.

SYMPTOMATOLOGIE GÉNÉRALE

Sans vouloir entrer ici dans de longs développements sur la symptomatologie de l'affection qui nous occupe, nous croyons devoir esquisser rapidement le tableau de la sténose du pylore telle qu'elle se présente au chirurgien, lorsque le malade, après avoir épuisé toutes les médications internes, se décide à accepter une opération sanglante.

Ce paragraphe pourrait être considéré comme étant en dehors de notre sujet; mais nous avons tenu à donner, par avance, une sorte de résumé de nos observations, afin de bien mettre en relief les symptômes principaux et pouvoir montrer l'influence de la gastro-entérostomie sur leur évolution ultérieure.

État général.

Les malades se présentent habituellement pâles, extrêmement amaigris, dans un état de déchéance organique marqué. Chez eux le moral est également affecté: ils sont neurasthéniques et dans un état d'abattement considérable ; ils sont aussi malades du système nerveux que de l'estomac.

Ils racontent que, depuis un certain temps, ils souffrent de l'estomac ; qu'après les repas, ils éprouvent une sensation de plénitude, de gonflement, suivie bientôt de douleurs violentes.

Ils n'ont plus d'appétit mais la soif est vive. Au début tous ces troubles survenaient après l'ingestion des aliments solides ; ils s'en sont abstenus ; mais depuis quelques temps, les mêmes troubles surviennent, même avec les liquides, et chaque jour ils dépérissent davantage.

Telle est, dans ses grands traits, l'histoire de ces malades. Elle est influencée, dans ses détails, par la cause même de la sténose et chaque étiologie imprime à la marche de l'affection un aspect particulier ; la sténose consécutive à un ulcère diffère de la sténose d'origine biliaire et celle-ci a quelques dissemblances d'avec la sténose due à la cicatrisation de brûlures.

Troubles fonctionnels.

Douleur. — Les malades se plaignent de douleurs plus ou moins vives, paroxystiques, qu'ils localisent au creux épigastrique. Ces douleurs surviennent quelques heures après les repas, lorsque la digestion stomacale est terminée, au moment où, à l'état normal, le chyme passerait dans l'intestin. Elles sont dues à l'exagération de la contraction du muscle stomacal qui lutte contre la résistance du pylore rétréci. C'est ce qui explique pourquoi, à une période plus avancée de la maladie, lorsque la musculeuse a perdu sa tonicité et sa contractilité et que l'estomac dilaté ne réagit plus, ces douleurs disparaissent; elles sont remplacées par une sensation de pesanteur, de tiraillement, sourde mais continue, sans périodicité.

Vomissement. — Le vomissement est un trouble constant. Au début, il fait suite à la douleur. Quelquefois le malade, devinant la cause de cette douleur, provoque le vomissement en s'enfonçant les doigts dans la gorge. Quand il se produit spontanément, il a lieu par le mécanisme suivant : aux contractions péristaltiques de l'estomac succèdent les mouvements en sens inverse. Le contenu stomacal, après avoir vainement essayé de forcer l'obstacle pylorique, reflue vers le cardia et est rejeté dans un effort de vomissement.

A la période d'atonie de l'estomac, le vomissement ne se produit plus par le même mécanisme. Le malade vomit en quelque sorte par regorgement: aussi, à mesure que l'estomac cesse de réagir, les vomissements s'espacent, mais ils deviennent aussi plus copieux et il est possible, quelquefois, d'y reconnaître des aliments ingérés plusieurs jours auparavant et n'ayant subi que peu de modification.

Cette stagnation des aliments favorise les fermentations anormales, et la bouillie stomacale présente de ce fait une odeur butyrique ou acétique très prononcée. Elle ne contient pas de bile, le rétrécissement du pylore, malgré les vomissements répétés, s'opposant, quand il est très serré, au reflux dans l'estomac des liquides intestinaux.

Soif. Constipation. Troubles urinaires. — Les malades sont tourmentés par la soif et quelques fois par la faim ; et, fait remarquable, l'ingestion d'aliments liquides et solides ne réussit pas à apaiser ces sensations. Nous n'avons pas eu l'occasion d'étudier l'absorption chez nos malades, avant l'opération, mais, en nous appuyant sur des faits semblables où cet examen a été fait, nous pensons que la soif et la faim sont liées, d'une part à la fréquence des vomissements, d'autre part au faible pouvoir d'absorption de la muqueuse gastrique.

Et ceci expliquerait l'inefficacité de l'ingestion des liquides et des solides contre la soif et la faim qui deviennent de plus en plus pénibles.

La constipation est opiniâtre. Certains malades restent plusieurs jours sans éprouver le besoin d'aller à la garde-robe et, lorsqu'ils sollicitent une selle par un lavement ou un drastique, ils n'expulsent que quelques scybales durcies rendant la défécation douloureuse.

La fréquence des vomissements et le faible pouvoir absorbant de la muqueuse agissent de la même façon sur la sécrétion urinaire. La quantité d'urine émise dans les 24 heures est considérablement diminuée et réduite à quelques centaines de grammes ; par contre, elle est plus dense et plus fortement colorée. Le taux de l'urée et surtout celui des chlorures est fortement abaissé.

Cette grande déperdition de chlorures et d'eau que subit l'organisme par les deux mécanismes que nous avons signalés est parfois tellement intense qu'elle entraîne une complication des plus graves, que nous n'avons jamais observée, la tétanie. Ce redoutable accident ressortirait, d'après M. Hayem, à la même cause que les crampes du choléra et se produirait comme elles à la suite de soustractions abondantes d'eau et de chlorures à l'organisme.

Troubles objectifs.

Agitation péristaltique. — A la seule inspection, on peut quelquefois constater l'agitation péristaltique. Ce trouble de la motilité, sur lequel Kussmaul a le premier attiré l'attention, se manifeste par « une saillie globuleuse qui naît sur les côtés gauches de l'ombilic, se déplace assez rapidement pour gagner la ligne médiane et, en dernier lieu, l'hypocondre droit ». Cette saillie que l'on voit et que la main posée à plat peut sentir, témoigne de la lutte des tuniques musculaires contre l'obstacle pylorique. Nous avons vu qu'au bout d'un certain temps cette saillie peut se déplacer en sens inverse et le vomissement se produire. Ce phénomène de l'agitation péristaltique se produit spontanément, mais il suffit aussi d'une simple chiquenaude pour en provoquer l'apparition. Il se traduit subjectivement par une sensation désagréable que les malades localisent à l'épigastre et qu'ils comparent à une petite colique.

En raison de l'amincissement de la paroi abdominale les contours de l'estomac se dessinent nettement pendant sa contraction. A une période plus avancée, l'agitation péristaltique devient très rare et disparaît même avec la tonicité et la contractilité de l'estomac.

Dilatation. — C'est une conséquence à peu près constante du rétrécissement du polyre mais elle ne s'observe que longtemps après que cet orifice est devenu infranchissable.

Elle témoigne de l'atonie de la musculature de l'estomac. Il n'est pas sans intérêt de faire remarquer que chez les opérés de M. Tuffier la dilatation n'était pas très accentuée ; ce fait est passible de plusieurs explications. Comme l'a démontré M. Hayem (1), il peut tenir aux adhérences que l'estomac contracte avec les organes voisins, grâce à la périgastrite fréquente ; il peut être sous la dépendance des vomissements qui, par leur fréquence, empêchent la stase; on peut aussi l'expliquer par ce fait que, dans l'appréhension de la douleur qui suit l'ingestion des aliments, les malades en arrivent à une « réduction extrême et prolongée de l'alimentation. D'ailleurs, ces trois causes peuvent se combiner pour aboutir à la rétraction de l'estomac.

Mais, le plus souvent, la dilatation prend des dimensions considérables. L'estomac descend toujours au-dessous de l'ombilic (Obs. 4). On a pu, dans un cas, en retirer jusqu'à cinq litres de bouillie (2).

Dans tous les cas, la dilatation est en raison de la tolérance et de l'affaiblissement de la musculature stomacale. Elle s'accompagne de la présence, le matin à jeun, de débris alimentaires, ce qui la distingue de la simple dilatation par atonie. Elle se révèle par le bruit de clapotage que l'on perçoit le matin à jeun sur une large surface.

---

(1) Hayem. *Bulletin de l'Acad. de méd.*, 12 avril 1898.
(2) Bouveret. Maladies de l'estomac, p. 557.

Troubles du chimisme gastrique.

Hyperacidité. — Chez presque tous les malades, on observe de l'hyperacidité. Le liquide retiré de l'estomac après le jeûne de la nuit est un liquide acide, actif, capable d'opérer *in vitro* des digestions d'une certaine intensité. Cette acidité n'est pas due à la présence dans le suc stomacal d'acides de la série grasse qui auraient pu prendre naissance à la faveur des fermentations anormales consécutives à la stase.

On y décèle parfois de l'acide acétique, quelquefois aussi de l'acide lactique mais en quantité négligeable. L'acidité totale est représentée presque entièrement par l'acide chlorhydrique libre. Le taux des chlorures est abaissé. Il y a donc ce que M. Hayem a appelé « hyperchlorhydrie par rétention ». La rétention du contenu stomacal entretient une irritation plus ou moins intense, et en tout cas constante de l'appareil glandulaire, et « provoque une déviation du processus normal dû à la conservation dans la poche gastrique de produits fermentatifs qui devraient passer dans l'intestin au fur et à mesure de leur production ».

Ces caractères du liquide résiduel supposent l'intégrité du système glandulaire. L'ingestion de chlorure de zinc chez le malade de M. Hayem avait profondément lésé les glandes et empêchait le suc gastrique d'avoir les caractères que nous venons de mentionner.

Cependant, chez certains sujets atteints de gastrite

mixte avancée avec atrophie notable des glandes de la région peptique, on a pu trouver pendant la vie un liquide acide, hyperchlorhydrique même, doué de propriétés digestives. Ce fait, que M. Hayem explique par l'excitation glandulaire, permet de comprendre cette proposition énoncée par le même auteur.

Lorsque le liquide résiduel est hyperpeptique (excitation glandulaire) tandis que le liquide digestif est plus ou moins hypopeptique (atrophie des glandes), on peut affirmer l'existence d'un obstacle à l'évacuation de l'estomac (1).

« Cette variété d'hyperchlorhydrie, qui n'est pas directement en rapport avec la lésion, se traduit pendant le cours de la digestion par une production tardive d'acide chlorhydrique (hyperchlorhydrie tardive) et par une valeur relativement très élevée d'acide chlorhydrique libre dans le liquide extrait le matin à jeun. Elle peut s'observer dans des cas d'atrophie de la muqueuse gastrique. »

Mais, quand la muqueuse gastrique est altérée à tel point que la sécrétion gastrique est très pauvre en acide chlorhydrique ou même dépourvue de cet acide, il ne peut plus se produire d'hyperchlorhydrie, soit pendant la digestion, soit même dans le liquide retenu dans l'estomac.

Le cas s'est présenté pour le malade qui fait l'objet de l'observation n° 2 : chez lui M. Hayem avait porté le diagnostic de sténose consécutive à un ulcère ; mais, en raison de l'hypoacidité de son suc gastrique, M. Hayem a considéré comme admissible l'hypothèse d'un cancer secondaire greffé sur la cicatrice de l'ancien ulcère.

---

(1) HAYEM. Traité de médecine de M. Brouardel. Maladies du tube digestif.

Mais la caractéristique de la fonction chimique de l'estomac ne réside pas seulement dans ces altérations quantitatives du processus digestif.

Le coefficient qualitatif de la peptonisation augmente sensiblement et devient supérieur à l'unité. Dans le rapport $\dfrac{A-H}{C}$, il semble que l'augmentation de H et de A se compense, puisque — nous parlons des rétrécissements non cancéreux — l'acidité est due presque entièrement à l'acide chlorhydrique libre. Mais C (chlore combiné aux matières organiques) diminue également dans de fortes proportions. Le chlore des chlorures sécrétés pendant la digestion ne se fixe pas aux matières organiques, tandis que H augmente. Il y a donc hyperpepsie chlorhydrique se traduisant par l'augmentation de α.

Hypersécrétion. — Le séjour prolongé des aliments dans la cavité gastrique est une cause d'irritation de la muqueuse qui réagit par un excès de la sécrétion. Tandis que Reichmann, Bouveret, Devic et la plupart des auteurs considèrent les liquides résiduels comme la conséquence de l'hypersécrétion, M. Hayem pense que l'exagération du fonctionnement glandulaire donne lieu à la plus grande partie des liquides résiduels, mais que le liquide de rétention y entre aussi pour une certaine part, et il en donne comme preuve le fait suivant. Certains sténosés dont les glandes sont atrophiées ne présentent pas de liquide, le matin, lorsqu'on a eu soin, la veille, de leur faire un lavage de l'estomac ; celui-ci contient au contraire du liquide si le lavage n'a pas été pratiqué. En sorte que, dans les liquides que l'on retire, il est difficile de dire ce qui revient à la sécrétion et ce qui revient à la rétention.

Troubles évolutifs. — Ces troubles sont caractéristiques. Ils sont marqués par le ralentissement du processus digestif dont l'évolution ininterrompue s'accuse par la présence de liquide résiduel dans l'estomac le matin, à jeun. L'estomac n'est jamais vide.

La courbe évolutive est remarquable par son polycyclisme. « Celui-ci se traduit par la forme brisée des courbes qui, après s'être élevées à un certain niveau, décroissent pour s'élever de nouveau, et cela deux ou trois fois pendant le cours de la même digestion. Le processus digestif semble s'opérer en plusieurs temps. » Cette marche oscillante est surtout marquée pour $\frac{T}{F}$. Chez nos malades ce rapport est inférieur à 3 et n'atteint ce chiffre à aucun moment de la digestion.

MODIFICATIONS APPORTÉES PAR LA GASTRO-ENTÉROSTOMIE

Nous venons d'envisager les différents troubles liés à la sténose non cancéreuse du pylore, qui se manifestent sur l'état général et sur les diverses fonctions de l'estomac ; nous allons examiner comment la gastro-entérostomie les a modifiés, ou constater, s'il y a lieu, leur disparition.

État général. — La modification de l'état général constitue le véritable triomphe de la gastro-entérostomie. Le poids augmente dans de notables proportions. Le malade prend des couleurs ; il est frais, alerte, heureux des bienfaits qu'il a retirés de son opération.

« Quiconque, une fois dans sa vie, a vu, après la
« gastro-entérostomie un de ces malades qui, après une
« interminable série de nuits d'insomnie, peut enfin
« goûter le sommeil, qui, après avoir été torturé par la
« faim et la soif, et avoir souffert de vomissements conti-
« nuels, se sent renaître à la vie, celui-là, s'il a du cœur,
« ne peut manquer de s'écrier : Cette opération ou une
« autre semblable, même si elle ne devait procurer au
« malade que cinquante jours de tranquillité, est un des
« plus grands bienfaits de l'art. » Tel est l'enthou-

siasme de Kefer pour les résultats de la gastro-entérostomie (1).

La plupart des opérés ne sont plus reconnaissables
tellement ils ont changé à leur avantage. Quant aux troubles neurasthéniques que nous avons observés, ils disparaissent avec des troubles de l'inanition. En un mot, le
malade est heureux de se sentir bien portant et il témoigne toute sa reconnaissance à ceux qui l'ont fait sortir du
marasme où il se trouvait.

Les vomissements n'ont plus reparu ; il n'y a même
pas eu de régurgitation due à l'anesthésie ; la disparition
de cet accident est ce qui frappe le plus immédiatement et
le plus agréablement les malades. Si ce bénéfice n'est pas
immédiat, s'il se fait attendre au delà de quelques jours,
c'est que l'anastomose a été insuffisante ou bien qu'il y a
une couture (obs. 4 et 9).

Il raconte avec complaisance qu'il ne souffre plus du
tout, que l'appétit est revenu, excellent : qu'il mange de
tout et que « tout passe ».

Plus de ces pénibles sensations de pesanteur et de
tiraillement dans le ventre après les repas, plus de ces
vomissements qui l'épuisaient : les nausées, les éructa-

---

(1) KEFER. Traitement opératoire des sténoses du pylore. *Ann. de chir.
russe*, tome I, livre VI.

(2) Nous ne voulons pas multiplier les citations, mais nous ne pouvons
nous empêcher de citer ces lignes de M. Tuffier : indépendamment des modifications heureuses des fonctions gastriques, la disparition absolue des vomissements et des douleurs, l'amélioration de l'état général, le retour de
l'appétit, la transformation complète qui se fait dans l'état des malades leur
suffisent pour qu'ils se déclarent satisfaits du résultat opératoire. (TUFFIER,
Presse médicale, 9 février 1898.)

tions fétides, le pyrosis ont également disparu. Le malade n'a plus cette horrible soif qu'il ne pouvait éteindre, et il peut manger à sa faim sans être arrêté par l'appréhension des douleurs ou des vomissements.

Il urine bien actuellement. Peut-être est-il un peu constipé. Nous avons observé cette constipation chez la plupart de nos opérés ; ils sont obligés de recourir à des lavements pour aller à la selle.

Troubles objectifs. — Nous avons noté la persistance de l'agitation peristaltique chez un de nos malades (obs. 8) ; ce phénomène se traduisait chez lui, comme avant l'opération, par une petite colique. Nous ne savons à quoi en attribuer la persistance. Peut-être y-a-t-il encore une résistance au libre écoulement du contenu de l'estomac dans l'intestin ; cette agitation témoignerait alors de la lutte de l'estomac contre cet obstacle. Cela paraît vraisemblable, d'autant plus que chez le même malade l'estomac se vidait difficilement et que nous avons retrouvé chez lui du liquide à jeun 10 mois après son opération.

Dilatation. — La dilatation s'est considérablement atténuée chez tous nos opérés ; elle a complètement disparu chez la plupart d'entre eux et l'estomac est revenu à ses dimensions normales (obs. 2, 5, 6).

Chez les autres, l'estomac ne dépasse pas l'ombilic. Le bénéfice de l'opération, sous ce rapport, est donc considérable si l'on songe que l'estomac se présentait quelques fois, avant l'opération, comme un vaste tablier qui descendait jusque près du pubis (obs. 4).

Chez le malade qui fait l'objet de l'observation n° 1, l'estomac, quatre mois après l'opération, descendait encore jusqu'à l'ombilic. M. Hayem, qui a vu le malade, pense que, dans ce cas, il y avait encore un obstacle au libre écoulement du liquide lié probablement à une couture de l'intestin.

Dans les autres cas, il n'y a rien que de très naturel à ce que les parois se rétractent, à la condition toutefois qu'elles ne soient pas trop adultérées. Il se passe pour l'estomac ce qui se produit pour une vessie distendue qui se remet à fonctionner dès qu'elle a été vidée.

Motilité. — Les auteurs étrangers ont apprécié ce qu'ils appellent « le pouvoir moteur de l'estomac » par le temps que met cet organe à se vider après le repas d'épreuve. Ce procédé qui n'a rien de rationnel repose sur des données physiologiques fausses.

M. Hayem a démontré que le jeu du pylore, à l'état normal, est réglé par le fonctionnement de l'appareil glandulaire. La voie d'échappement n'est ouverte aux aliments qu'autant qu'il ont subi de la part de l'estomac le maximum d'élaboration dont cet organe est capable, et la contraction musculaire n'intervient qu'au moment où le processus digestif est terminé.

Par conséquent, si les aliments séjournent longtemps dans la cavité gastrique, on n'est pas en droit de conclure à l'affaiblissement de « la motilité », c'est-à-dire du muscle stomacal. Mais on peut dire que la digestion est prolongée et que le retard dans l'évacuation du contenu de l'estomac est sous la dépendance de la lenteur de la digestion. Cela est si vrai que dans certains cas les parois stomacales sont réduites à une épaisseur infime et que l'évacuation s'effectue rapidement, tandis que dans d'autres, malgré l'hypertrophie considérable de la paroi, la digestion est très lente ; ceci indique bien qu'il n'y a aucun rapport entre la rapidité avec laquelle s'effectue l'évacuation de l'estomac et la puissance musculaire de cet organe.

Il est donc impossible d'étudier ce qu'on a appelé « la motilité », sans étudier la digestion ; la digestion et l'évacuation sont, non seulement des phénomènes consécutifs, mais corrélatifs, et le dernier ne peut pas s'effectuer si le premier n'est pas achevé.

Dans l'observation n° 3, nous trouvons le matin à jeun 12 centimètres cubes de liquide ; dans l'observation n° 8, nous en trouvons une quantité plus considérable, 60 à 70 centimètres cubes. Cela prouve-t-il que le muscle stomacal soit affaibli ? Nullement. Cela prouve ou bien que l'orifice de communication entre l'estomac et l'intestin est situé trop haut, ce qui paraît le plus probable, ou bien que la digestion est prolongée.

Il se pourrait néanmoins, qu'en raison de son atonie, le muscle stomacal ne puisse pas chasser son contenu. Pour Mintz (1), l'amélioration de la motilité dépend beaucoup de l'alimentation du malade après l'opération, car une diète irrationnelle favorise l'atonie de l'estomac. De même « la prolongation des digestions au cours de la sté-

____

(1) Mintz. *Wien. klin. Woch.*, 18 avril 1895.

nose, leur subintrance et la surcharge alimentaire sou-
mettent l'organe à un excès de travail et amènent le
développement d'une dilatation hypertrophique ; à une
époque plus ou moins éloignée, quand le travail inflam-
matoire a envahi la tunique musculaire et amené son atrophie, la dilatation atonique succède à la dilatation hypertrophique » (1). Quoi qu'il en soit, nous étudierons la
motilité avec la digestion.

Sécrétion. — Nous avons vu que tous nos malades
présentaient de l'hypersécrétion et que cette production
exagérée de suc gastrique acide et actif était une mode de
réaction de l'estomac contre l'irritation permanente des
résidus alimentaires. On peut prévoir *à priori* que la
gastro-entérostomie en supprimant la stase détruira aussi
l'hypersécrétion.

Effectivement, nous ne l'avons pas observée chez nos
opérés, si ce n'est dans les deux cas qui font l'objet des
observations n°s 8 et 3. Reste à interpréter cette vacuité de
l'estomac à jeun. Faut-il l'attribuer à une cessation effec-
tive de la sécrétion gastrique dans l'intervalle des repas,
ou bien, au contraire, faut-il penser que la sécrétion n'a
pas été modifiée, mais, qu'au fur et à mesure de sa repro-
duction, le liquide sécrété s'écoule dans l'intestin à travers
un orifice désormais libre ?

Pour notre part, nous sommes tenté de nous rattacher
à la première hypothèse. et la preuve, nous croyons la

______

(1) Hayem. Traité de médecine de Brouardel et Gilbert.

trouver dans ce fait qu'en insufflant l'estomac de nos malades cet organe est resté quelque temps dilaté. Le nouvel orifice de communication possède donc une certaine tonicité qui s'est opposée, malgré la pression de l'air insufflé, à son passage immédiat dans l'intestin. Cette même tonicité se serait opposée au passage du liquide sécrété et nous aurions retrouvé ce liquide s'il y avait eu hypersécrétion. Or, à part les deux cas que nous avons mentionnés, la recherche du liquide a été négative. Il est donc rationnel d'admettre que l'hypersécrétion a disparu avec la cause qui la tenait sous sa dépendance.

Cette action de la gastro-entérostomie se fait sentir non seulement sur la quantité du liquide sécrété mais encore sur sa composition.

Dans un cas de Rosenheim, l'hyperacidité avait complètement disparu et dans le cas de Dunin, elle tendait également à disparaître par une diminution progressive.

Mintz croit devoir établir une distinction : dans tous les cas où l'examen du suc gastrique avait dénoté, avant l'opération, de l'hyperacidité et de l'hypersécrétion, le retour à la normale s'est toujours effectué. Mais pour les cas d'hypoacidité ou d'anacidité, il suppose *à priori* que la fonction sécrétoire est complètement détruite par suite de l'atrophie des glandes de la région peptique et que la gastro-entérostomie ne peut pas l'influencer, qu'il s'agisse d'ailleurs de rétrécissement cancéreux ou de rétrécissement cicatriciel.

Nous avons cité, au début de ce travail, un cas de M. Hayem qui confirme la façon de voir de Mintz. Il s'agissait d'un rétrécissement du pylore consécutif à l'ingestion de chlorure de zinc. Quatre mois et demi après l'opération, M. Hayem a observé, après le repas d'Ewald, que la quantité de chlore total (T) avait progressivement augmenté tandis que le chlore organique (C) s'était maintenu à un chiffre voisin de 0.100, ce qui indique que l'estomac avait accompli un certain travail. « Celui-ci ne pouvait être plus accentué, puisque la lésion glandulaire qui s'était révélée avant l'opération devait avoir persisté au moment du second examen. »

Enfin, dans le cas de M. Mathieu que nous avons également rapporté, il y avait à peu près retour à la normale, l'acidité totale avait très peu diminué ainsi que l'acide chlorhydrique libre, bien que le chlore organique eût légèrement augmenté.

Absorption. — L'absorption paraît se faire normalement. Après ingestion d'iodure de potassium nous avons pu déceler la présence de l'iode dans la salive au bout d'un temps variant entre 10 et 17 minutes.

Fonctionnement du nouveau pylore. — Comme nous l'avons dit, au début de ce travail, nous avons étudié le fonctionnement du nouvel orifice par l'insufflation. L'air introduit dans l'estomac, sous pression, a dilaté cet organe, sans passer directement dans l'intestin. Ce fait prouve bien que la bouche anastomotique agit comme un pylore normal, qu'elle possède, en tous cas, une tonicité suffisante. On pouvait déjà prévoir ce résultat par la constatation que les ingesta séjournaient un certain temps dans la cavité gastrique ; mais on pouvait se demander

aussi si ce résultat ne tenait pas seulement à ce que l'orifice de communication ne siégeait pas au point le plus
déclive. L'épreuve de l'insufflation ne permet pas cette
hypothèse et montre bien que si les aliments sont retenus
dans l'estomac ce n'est pas à la hauteur du pylore artificiel
mais à sa résistance qu'il faut l'attribuer.

Il se passe là, dit Desfosses, ce qui se produit pour les
anus contre nature devenus continents.

Il semble que les bords du nouvel orifice aient subi une
sorte d'hypertrophie fonctionnelle qui a porté surtout sur
la tunique musculeuse.

Parfois, la communication entre les deux parties du
tube digestif se fait par un orifice à deux valves dont
l'accolement par leur bord libre réalise la fermeture ; cette
disposition, analogue à celle de la valvule de Bauhin,
explique la possibilité, dans certains cas, du reflux du
liquide intestinal dans l'estomac.

Quoi qu'il en soit, le fonctionnement du pylore artificiel rappelle celui du pylore naturel ; il est sous la dépendance du processus digestif et ne livre passage aux
ingesta qu'au moment où ils ont subi le maximum d'élaboration.

Digestion. — La gastro-entérostomie, dit M. Hayem (1).
n'a d'autre but que d'empêcher la stase alimentaire ; si
elle peut l'atteindre sans supprimer complètement la

---

(1) *Société méd. des hôp.*, 8 novembre 1895.

fonction chimique de l'estomac, elle n'en sera que plus avantageuse et plus recommandable. Et il semble qu'il en soit ainsi lorsque la communication entre l'estomac et l'intestin est établie, de telle sorte que les aliments puissent faire dans le premier de ces organes un certain séjour ».

Chez nos opérés nous avons pu extraire du suc gastrique jusqu'à une heure et demie après le repas d'épreuve. Il n'y a d'exception que pour la malade qui fait l'objet de l'observation n° 5. Chez elle, en raison d'une susceptibilité particulière, nous avons été obligé de limiter l'examen à une seule extraction faite au moment présumé de l'acmé de la digestion, soit au bout d'une heure. L'estomac s'était entièrement vidé, ce qui a été confirmé par la recherche du clapotage et de la succussion qui est restée négative.

Si nous examinons maintenant le processus intime de la digestion, voici ce que nous observons. Nous avons vu, en l'étudiant avant l'opération, que l'acte digestif était caractérisé par la production tardive d'acide chlorhydrique libre qui se traduisait par la présence, dans l'estomac à jeun, d'un liquide hyperacide. Cet excès d'HCl a disparu chez nos opérés. Cependant, dans l'observation n° 3, nous trouvons encore un taux assez élevé d'acide chlorhydrique, 110 au lieu de 44. Ce phénomène paraît être dû à la persistance d'une légère rétention qui entretient l'irritation des glandes de l'estomac.

Quant à la somme H + C qui donne la mesure du travail chimique effectué par l'estomac, elle est considérablement diminuée. Dans l'observation 4, le type chimique est déprimé ; H + C de 230 tombe à 91 et ce chiffre représente exclusivement le chlore combiné aux matières organiques, la quantité d'acide chlorhydrique libre restant nulle pendant toute la durée de la digestion. Dans l'observation 2 nous notons également de l'hypopepsie, la chlorhydrie étant tombée de 234 à 109. Enfin, dans l'observation 6 c'est de l'apepsie ; H -|- C atteint à peine 37, la quantité de HCl étant toujours nulle au bout d'une heure.

Par contre, dans l'observation 8, c'est une augmentation de H + C que nous notons ; au lieu de 204, la plus haute valeur de H + C avant l'opération, nous trouvons 286, chiffre presque normal. Il est probable, pour ce cas particulier, qu'au moment de la première analyse, le malade était sous l'influence d'une médication active qui déprimait passagèrement son type chimique.

Quoi qu'il en soit et, à part ce cas, la dépression du type chimique est constante ; il y a hypopepsie et quelquefois apepsie (obs. 6).

Dans les cas où l'acide chlorhydrique libre était en quantité infime ou nulle, on pouvait prévoir que le rapport $\dfrac{A - H}{C}$ serait augmenté. Dans les observations 6, 8, α est supérieur à la normale ; il lui est inférieur dans d'autres cas ; la variation de α n'est donc pas constante.

Si l'on interroge maintenant le rapport $\dfrac{T}{F}$ on voit que ce rapport n'atteint la normale chez aucun de nos opérés et à aucun moment de la digestion. Cela tient-il au hasard de l'examen et aurions-nous fait toutes les extractions dans la phase de décroissance de la digestion ? Nous ne saurions le dire.

Ces modifications ne sont certainement pas le résultat

de la gastro-entérostomie. Elles se sont produites malgré
elle et non pas à cause d'elle. Pendant toute la durée de la
sténose, la muqueuse gastrique a été soumise à une irritation continue et les glandes à une sécrétion exagérée. Cette
sorte de surmenage épuise, à la longue, l'appareil sécrétoire ; il paraît probable que si l'on parvient à l'éviter, par
une intervention précoce, on n'observera plus cette dépression du type chimique.

Il eût été intéressant de rapprocher les résultats de la
gastro-entérostomie de ceux que l'on obtient après la pylorectomie et la pyloroplastie. Mais les fonctions de l'estomac
n'ont jamais été examinées après ces deux dernières opérations. Nous ne trouvons dans la littérature médicale
qu'un seul cas de résection du pylore avec examen des fonctions de l'estomac après l'opération. Il est rapporté par
Bela Imredy (1) et concerne un rétrécissement non cancéreux du pylore opéré par Döllinger. Les fonctions motrices
et sécrétoires de l'estomac furent améliorées. Mais la persistance de certains troubles du côté de l'estomac nécessita
des lavages systématiques pendant un mois. La limite inférieure de l'estomac était située, quatre semaines après
l'opération, à deux travers de doigt au-dessous de l'ombilic
(elle descendait à cinq avant l'opération). Cinq semaines
après l'opération, l'estomac était vide six heures après le
repas d'épreuve.

Il est évident que les résultats de cette seule observation ne peuvent être rapportés à tous les cas de pylorecto-

---

(1) *Ungarische Archiv. für medicin,* 1894.

mie de même qu'il est impossible de les comparer à ceux de la gastro-entérostomie.

Pour la pyloroplastie il n'existe également qu'un seul cas où les fonctions de l'estomac aient été étudiées ; c'est celui que rapporte Klemperer (1). Le malade opéré par Bardeleben mourut d'une affection intercurrente. On put se rendre compte, à l'autopsie, de la rétraction partielle de l'estomac.

Quant aux résultats de la gastro-entérostomie nous venons de voir qu'ils sont des plus encourageants. Nous avons vu l'amélioration de l'état général se traduire par l'augmentation de poids, la coloration du teint, la disparition de la douleur, le retour de l'appétit et la facilité des digestions.

Nous avons vu l'estomac dilaté revenir à ses dimensions normales ou s'en rapprocher et le nouvel orifice de communication posséder une tonicité et une contractilité telles que le fonctionnement de cet orifice rappelle celui du pylore naturel.

Le pouvoir d'absorption de la muqueuse gastrique est à peu près normal.

Quant aux modifications apportées dans les fonctions de l'estomac, nous ne pouvons mieux faire que de citer le travail de M. Hayem :

On aurait pu craindre que l'établissement d'une communication directe entre l'estomac et l'intestin grêle eût pour conséquence la suppression presque complète de la

____

(1) KLEMPERER. *Deutsche med. Woch.*, 1889.

digestion gastrique. Il n'en est rien. Les aliments séjournent même parfois assez longtemps dans l'estomac pour qu'on puisse encore retirer un suc stomacal actif une heure et demie après le repas d'épreuve. Parfois même il persiste un léger degré de rétention et par suite de dilatation. Cela tient à ce que la bouche n'est pas placée dans le point le plus déclive de l'estomac et surtout à ce fait que les bords de l'orifice de communication forment une sorte de sphincter ou mieux de valvule ayant une certaine analogie avec la valvule iléo-cæcale. Il arrive même parfois qu'en raison de cette disposition le reflux bilieux du contenu intestinal dans l'estomac se produit avec trop de facilité.

Quand, après l'opération, l'évacuation gastrique se fait aisément, sans être très précipitée, l'hyperchlorhydrie qui existait avant l'opération ne tarde pas à disparaître, ce qui montre bien que cet état était dû à la rétention. Lorsque la bouche est un peu insuffisante ou bien lorsqu'elle fonctionne trop à la façon d'une valvule, la dilatation persiste, les digestions restent encore longues et on peut insuffler l'estomac, le distendre avec de l'air malgré la communication avec l'intestin. On peut voir alors persister un certain degré d'hyperchlorhydrie, surtout lorsque le reflux de la bile est assez notable. La bile entretient une certaine excitation glandulaire et, par suite, dans certains cas, un certain état de malaise et de digestion pénible.

« Sans se préoccuper, à l'excès, du reflux de la bile dans l'estomac, les chirurgiens feraient bien, si cela est possible, d'éviter cette conséquence habituelle de la gastro-entérostomie. »

Comme on le voit, les modifications apportées dans

l'état général aussi bien que dans les fonctions de l'estomac sont des plus heureuses.

Nous voudrions de plus mettre en relief deux points qui nous paraissent avoir leur importance, le choix du procédé et le moment de l'intervention.

Nous ne nous attarderons pas à discuter la valeur de chacun des procédés de gastro-entérostomie ; il est évident néanmoins que tous ne donnent pas les mêmes résultats, et, à cet égard, nous ne pouvons que renvoyer à l'excellente thèse de notre ami le Dr Desfosses (1) où sont exposés les avantages de la gastro-entérostomie postérieure trans-mésocolique de von Hacker. Il n'est pas dans notre pensée de repousser de parti pris la gastro-entérostomie anté-rieure ; nous estimons, au contraire, qu'elle reste une excellente opération, mais seulement pour les cas excep-tionnels ou, par suite des difficultés parfois insurmon-tables que l'on rencontre, il est sage de renoncer au pro-cédé de von Hacker. Nous constatons seulement que ce dernier procédé ne comporte ni plus de difficultés pour le chirurgien, ni plus de péril pour le malade et que les résultats en sont plus satisfaisants. Nous avons lu des observations où des vomissements incoercibles, après l'opération de Wölfler, n'ont cessé qu'au moment où l'on a fait asseoir les opérés. Or ces vomissements, qui peuvent rompre les points de suture et mettre le malade en danger de mort, tiennent au reflux du liquide intestinal dans le bout afférent duodénal, par suite de la coudure du bout

---

(1) Desfosses. *Thèse*, Paris, 1898.

efférent. C'est là un inconvénient que l'on n'observe pas
après l'opération de von Hacker qui crée un orifice de
communication précisément au point le plus déclive de
l'estomac, c'est-à-dire à l'antre pylorique ; par suite de
cette disposition anatomique, il résulte que les liquides
stomacaux, pour s'écouler dans le bout afférent duodénal,
devraient lutter contre la pesanteur, tandis qu'ils tendent
naturellement à s'écouler par le bout jéjunal.

De plus, par le procédé de Wölfler, l'écoulement des
liquides est gêné par la compression possible de l'anse
anastomatique jéjunale prise entre la face antérieure de
l'estomac et la paroi abdominale ; le procédé de von Hacker
ne comporte pas cet inconvénient et, de plus, il supprime
tout danger de compression du côlon transverse par le
jéjunum.

Il ressort de ce court exposé que l'on doit donner la
préférence à la gastro-entérostomie postérieure. Elle n'a
de contre-indication, dit Desfosses, que son impossibilité.
C'est celle qui compte le plus de partisans ; c'est elle également qui est pratiquée dans le service de M. Tuffier qui
l'a simplifiée. (1)

------

(1) Tuffier a apporté certaines modifications au procédé de von Hacker.

Au point de vue de l'instrumentation, il n'emploie ni le porte-aiguilles de
Dieffenbach, ni les aiguilles spéciales à courbures variées : il se sert de ses
doigts et de vulgaires aiguilles de couturière. Voici d'ailleurs comment il
pratique la gastro-entérostomie, dans son service de la Pitié.

Après avoir relevé et tendu le côlon transverse, il va saisir à la base du
mésocôlon, sur la partie latérale gauche de la colonne vertébrale, la première
anse intestinale qui se présente : c'est la première partie du jéjunum à coup
sûr.

Il rapproche cette anse de la paroi postérieure de l'estomac à travers une

Quant à l'inconvénient lié au reflux de la bile dans l'estomac, il semble, théoriquement au moins, que le procédé qui y remédie le mieux est celui de Roux (1) (gastro-entérostomie postérieure en Y) qui utilise la voie de von Hacker.

La question du moment de l'intervention nous paraît plus importante encore, car il est un fait acquis, c'est que non seulement les suites immédiates mais encore les résultats fonctionnels éloignés dépendent de l'état général et local du malade au moment de l'opération.

Dans son rapport à l'Académie de médecine sur le travail de M. Tuffier (2), M. Hayem s'élève avec raison contre quelques chirurgiens qui, « encouragés par leur habileté manuelle, ont eu dans ces derniers temps une tendance à abuser de la gastro-entérostomie » dans les gastropathies d'origine statique. Et malgré la brillante statistique de notre maître, M. Tuffier (3), M. Hayem

-----

fenêtre ouverte par effondrement dans le mésocôlon transverse ; il applique l'un à l'autre l'estomac et l'intestin et, le contact étant maintenu par deux pinces spéciales, il fait son plan de sutures séro-séreux postérieur. Il n'ouvre pas encore les tuniques intestinales, à ce moment-là, mais place, à l'avance, ses fils séro-séreux antérieurs qu'il n'aura plus qu'à serrer quand la suture muco-muqueuse sera achevée. Dans l'espace compris entre les deux plans de sutures séro-séreux, il pratique l'ouverture de l'intestin et de l'estomac. Après suture des muqueuses, il serre ses fils d'attente séro-séreux antérieurs.

Les bords de la fenêtre mésocolique sont unis à l'estomac par quelques points séparés. Pas de précaution particulière pour la coprostase. Le chirurgien opère tout le temps *en dehors de l'abdomen.*

(1) Roux (de Lausanne). *Revue de gynéc. et de chir. abdominale,* 1897, janvier-février, n° 1, p. 90.

(2) *Bulletin de l'Acad. de méd.,* 12 avril 1898, p. 401.

(3) *Loc. cit.*

pense que la gastro-entérostomie (opération très grave pouvant entraîner la mort en quelques heures) ne doit pas être appliquée à tous les cas de sténose. « La sténose est parfois passagère, curable ; dans d'autres cas, elle est légère et peu gênante. Il n'est pas nécessaire, dans ces conditions, de recourir à une opération. Dans les cas de sténose moyenne ou un peu serrée il est légitime d'y songer mais seulement lorsqu'a échoué un traitement médical bien conduit ». Certes, les lavages de l'estomac, le sousnitrate de bismuth à haute dose suivant la méthode de Kussmaul-Fleiner combinés au repos complet au lit ont donné à M. Hayem, à Boas, d'excellents résultats.

L'état général s'améliore, la faiblesse disparaît, les vomissements cessent ou s'espacent, il n'y a plus ni éructations, ni pyrosis, le poids augmente. Mais le traitement n'est applicable qu'aux sténoses légères et aux privilégiés de la société.

Si la sténose est tant soit peu accentuée, le traitement médical n'en combat que l'effet, c'est-à-dire la stase alimentaire ; il en débarrasse l'estomac, comme le vomissement en aurait débarrassé spontanément le malade ; mais la cause de la maladie, comme dit Kischkine (1), n'est pas détruite et les résultats obtenus disparaîtraient bien vite si les malades reprenaient leurs conditions d'existence ou s'ils étaient privés du traitement quotidien dont ils bénéficient à l'hôpital.

M. Hayem lui-même déclare que « l'indication d'agir

____

(1) *Revue de médecine*, 1894, n° 7.

se présente plus souvent à l'hôpital qu'en ville, les malades des hôpitaux ayant besoin, pour exercer leur métier et supporter leur alimentation plus grossière, d'être débarrassés d'une incommodité qui exige du repos et un régime sévère. »

Qu'on essaie donc les traitements médicaux, mais que l'on ne s'attarde pas trop, car, si on a attendu que l'évolution de la gastrite ait abouti à l'atrophie des glandes, on ne peut plus demander à la gastro-entérostomie qu'elle influence la fonction sécrétoire. Le rétablissement de cette fonction, dit Mintz, dépend de l'état de la muqueuse gastrique avant l'opération.

Quant aux suites opératoires, c'est vraiment miracle que la plupart des malades ne meurent pas du choc de l'intervention, tellement est grand leur dépérissement au moment où l'on veut bien « les passer en chirurgie ».

Aussi, nulle part n'apparaît plus évidente qu'ici la nécessité de ce que M. Tuffier appelle d'une façon si imagée « l'anastomose entre le médecin et le chirurgien ».

Plus l'intervention est rapide, mieux le malade la supporte et plus sûrement aussi l'estomac récupère ses fonctions qui n'ont pas eu le temps d'être irrémédiablement détruites.

Nous supplions les médecins de ne pas perdre un temps précieux en tentatives certainement louables mais le plus souvent inefficaces, et avec Kocher nous leur adressons cette prière : « De grâce, Messieurs, permettez-nous de guérir vos malades. » Et s'il était besoin, pour les convaincre, de l'autorité d'un des plus éminents d'entre eux, nous leur citerions ces lignes de M. Hayem : « Certains malades mènent une existence si misérable qu'ils demandent à tout prix un soulagement.

« L'opération est indiquée mais il ne faut pas attendre que la tuberculose, toujours menaçante, se soit déclarée. »

Observation I

Hayem. — *Un nouveau cas de gastro-entérostomie.*
Société médicale des hôpitaux, 6 novembre 1896.

E. T..., 55 ans, graveur. Bonne santé jusqu'en 1875. Il est atteint depuis 20 ans de crises douloureuses qui ont été considérées comme se rattachant à des coliques hépatiques. Ces crises étaient caractérisées par des douleurs dans la région de l'hypocondre droit, des vomissements ; du sub-ictère et de l'hypertrophie du foie.

Depuis 15 ans, elles sont plus fréquentes et un peu différentes des premières. Elles sont constituées par de la perte de l'appétit, des vomissements et surtout par une douleur vive localisée au niveau de la partie supérieure du muscle grand droit du côté droit avec irradiations du côté du foie. Les crises se renouvellent avec la même intensité et le même caractère tous les deux ou trois mois et provoquent un amaigrissement passager.

Des traitements médicaux divers furent employés. Le malade fit plusieurs cures à Vichy, mais sans en retirer grand profit. En 1876, première saison qui fut suivie d'une légère amélioration. En 1877, le malade revient de Vichy plus souffrant. Enfin en 1891, 1892, 1893, le malade refait trois saisons nouvelles. Il revient chaque fois plus souffrant. Les crises deviennent plus fréquentes et plus violentes.

En 1891, le malade consulta le Dr Millard qui diagnostiqua *un ulcère de l'estomac* et soumit le malade au régime lacté absolu. Enfin, il y a 3 ans, il aurait rendu par les selles des calculs biliaires sans avoir eu d'ictère.

En mai 1895, le malade se faisait des lavages de l'estomac. A la suite d'un de ces lavages, il eut une première hématémèse très peu abondante et attribuée par le malade à une érosion produite par le tube.

Une deuxième hématémèse se produisit le 4 novembre 1895. Une troisième plus abondante le 13 novembre. A partir de ce moment, le malade fut atteint de douleurs plus vives, presque continuelles, et, l'alimentation étant très difficile, il s'amaigrit rapidement et perdit ses forces.

Depuis le mois de décembre, tout travail est devenu impossible. Le malade mange très peu, l'ingestion alimentaire étant suivie d'accès extrêmement douloureux.

Ces accès paraissent avoir pour siège la région hépatique ; ils atteignent leur plus haut développement quatre à cinq heures après le repas. La douleur est comparée par le malade à une sorte de broiement de la région du foie avec irradiation dans l'épaule droite. Elle s'accompagne de ballonnement du ventre. Il existe de plus une forte constipation.

M. Hayem voit le malade pour la première fois le 17 mai 1896. Il est pâle, amaigri, d'aspect cachectique, son poids aurait diminué, depuis les hématémèses, de 45 livres. Il accuse des douleurs intolérables, ayant les caractères précédemment indiqués, exagérées par l'ingestion alimentaire et, par suite, rendant l'alimentation très difficile. Depuis plusieurs mois, il ne prend que des soupes au lait, du lait (environ 1 litre par jour) et parfois des œufs.

Le foie déborde de trois travers de doigt, la surface en est lisse. L'estomac descend à 1 centimètre et demi au-dessous de l'ombilic et clapote dans une grande étendue. Il est le siège d'ondes péristaltiques très énergiques. Les vomissements ont cessé depuis plusieurs mois.

On porte le diagnostic de *sténose incomplète du pylore, consécutive à un ulcère de la région pylorique.*

On prescrit des pansements au bismuth précédés d'un lavage stomacal.

L'analyse du suc stomacal faite le 22 mai, par M. Winter, fournit les renseignements suivants :

1º *Examen à jeun :* On retire par la sonde 125 centimètres cubes de liquide bilieux, renfermant d'abondants résidus alimentaires. L'acidité de ce liquide est de 0,240 ;

2º Extraction du suc stomacal, une heure après le repas d'épreuve. Résultats :

$$C = 0,172 \qquad H + C = 0,230 \qquad A = 0,210$$
$$H = 0,058 \qquad T = 0,357 \qquad \alpha = 0,83$$
$$F = 0,127 \qquad \frac{T}{F} = 2,81$$

Liquide abondant, mal émulsionné, facile, on y trouve une petite quantité de peptones et de syntonine, ainsi que la réaction acétique.

Le 24 juin. — Les lavages n'ont pas ramené d'aliments. L'eau des lavages est parfois verte. Le malade a continué le régime lacté, mais il mange des œufs, du pain et de la confiture. Le foie paraît plus gros ; il déborde de quatre travers de doigt les fausses côtes. Il existe encore des ondes gastriques énergiques, les douleurs moins fortes, mais encore assez marquées, reviennent régulièrent à onze heures, cinq heures, dix heures du soir, deux heures du matin.

Cependant l'alimentation ayant pu être plus copieuse, le malade a repris du poids.

M. Hayem conseille la gastro-entérostomie. Le malade entre à la maison municipale de santé, dans le service de M. Tuffier, le 26 juin 1896.

Gastro-entérostomie pratiquée le 27 juin à la maison Dubois, avec l'aide de MM. Dujarier et Marchais, internes du service. Incision de 14 centimètres sur la ligne médiane. Le péritoine est très vasculaire, le foie est abaissé et un peu violacé. L'estomac, très distendu, vient faire hernie dans la plaie ; on le réduit. Par l'estomac replié en doigt de gant, on explore la région pylorique, qu'on trouve indurée, cicatricielle dans une grande étendue ; mais cette induration massive est souple, sans nodosités ni ganglions.

Au-dessus, la vésicule est blanche et normale, plutôt rétractée ; le corps se perd dans la masse pylorique, qui forme une cicatrice inextensible. Gastro-entérostomie postérieure par le procédé des sutures et du triple fil antérieur.

Pendant l'opération on se rend facilement compte que la cause de l'étranglement actuel est constituée par les adhérences hépato-pyloriques, adhérences qu'il est impossible de dissocier. Suture de la paroi à trois étages, pansement aseptique et compressif. L'opération a duré cinquante minutes.

Suites opératoires. — Les premiers jours, lavements alimentaires ; après trois jours, champagne et lait en petite quantité. Les douleurs ont beaucoup diminué ; cependant, au moment où le malade sort, le vingt-deuxième jour, elles se présentent encore aux mêmes heures, mais beaucoup moins intenses. Le malade digère bien et pèse 44 kilogrammes. Les fils ont été retirés le septième jour, la température s'est maintenue autour de 37°, sauf le lendemain de l'opération, où elle a atteint 38°,4.

M. Hayem a bien voulu examiner ce malade, après l'opération. Il donne de cet examen le résultat suivant :

25 *octobre* 1896. — Le malade vient se soumettre de nouveau à mon examen à l'hôpital Saint-Antoine.

A ce moment, il est vigoureux, bien portant, le visage coloré. Il a beaucoup augmenté de poids et pèse actuellement environ 60 kilogrammes.

Il présente le long de la ligne blanche une cicatrice déprimée, médiane, longue de 11 centimètres et demi s'étendant de la pointe de l'appendice xiphoïde jusqu'à 1 centimètre et demi au-dessous de l'ombilic.

L'abdomen est volumineux, mais non ballonné, ni météorisé.

La palpation pratiquée dans la région pylorique au-dessous des fausses côtes fait reconnaître une masse dure, non bosselée, partout uniforme, nettement indépendante du foie et ne se déplaçant pas pendant les inspirations. Dans tout le reste de son étendue, l'abdomen est souple.

Le foie n'est pas hypertrophié ; il ne déborde pas les fausses côtes.

La rate est normale.

Deux heures après le petit déjeuner, on détermine un bruit de succussion qui s'étend depuis l'appendice xiphoïde jusqu'à l'ombilic.

A l'aide de la palpation et de la percussion, on reconnaît que l'estomac, très étendu transversalement, descend jusqu'à l'ombilic.

La palpation de l'abdomen n'est pas douloureuse. Mais le malade ressent encore, cinq à six heures après le repas, à intervalles irréguliers, des douleurs qu'il localise toujours dans la région hépatique, mais qui n'irradient plus vers l'épaule.

Elles sont bien moins vives qu'avant l'opération et disparaissent après une demi-heure. La compression large de la région les calme.

L'appétit est excellent. Les digestions sont bonnes; mais il existe encore une constipation opiniâtre, telle que le malade ne peut aller à la selle que tous les deux jours à l'aide de lavements.

En somme, le malade est transformé et fort heureux de s'être fait opérer.

L'opération a donc été suivie d'un résultat excellent. Cependant, la dilatation persiste presque au même degré.

Il était intéressant de voir ce qu'était devenue la digestion. A cet effet, la malade fut soumis à un examen en série continue. Cet examen fut pratiqué, après extraction de liquide à jeun, par notre préparateur M. Carrion.

1° *Liquide à jeun.* — Assez abondant, muqueux, bilieux, sans résidus alimentaires. Analyse :

$$C = 0,059 \left.\vphantom{\begin{matrix}a\\b\end{matrix}}\right\} 0,230 \qquad T = 0,459 \qquad A = 0,218$$
$$H = 0,171 \qquad\qquad F = 0,229 \qquad \alpha = 0,79$$
$$\frac{T}{F} = 2$$

2° *Analyse des liquides extraits pendant la digestion :* Au bout de 3o minutes. Liquide assez abondant bilieux, peu de résidus :

$$C = 0,087 \left.\vphantom{\begin{matrix}a\\b\end{matrix}}\right\} 0,186 \qquad T = 0,394 \qquad A = 0,202$$
$$H = 0,099 \qquad\qquad F = 0,208 \qquad \alpha = 1,19$$
$$\frac{T}{F} = 1,89$$

Au bout de 60 minutes. Liquide assez abondant, bilieux.

$$C = 0,054 \left.\right\} \, 0,223 \qquad T = 0,438 \qquad A = 0,218$$
$$H = 0,169 \qquad\qquad F = 0,215 \qquad \alpha = 0,90$$
$$\frac{T}{F} = 2,03$$

Au bout de 90 minutes. Liquide assez abondant, bilieux.

$$C = 0,048 \qquad\qquad T = 0,423 \qquad A = 0,187$$
$$H = 0,146 \qquad\qquad F = 0,229 \qquad \alpha = 0,85$$
$$\frac{T}{F} = 1,84$$

On aurait, sans doute, pu obtenir encore du liquide après 100 minutes. (Voir les graphiques ci-dessous.)

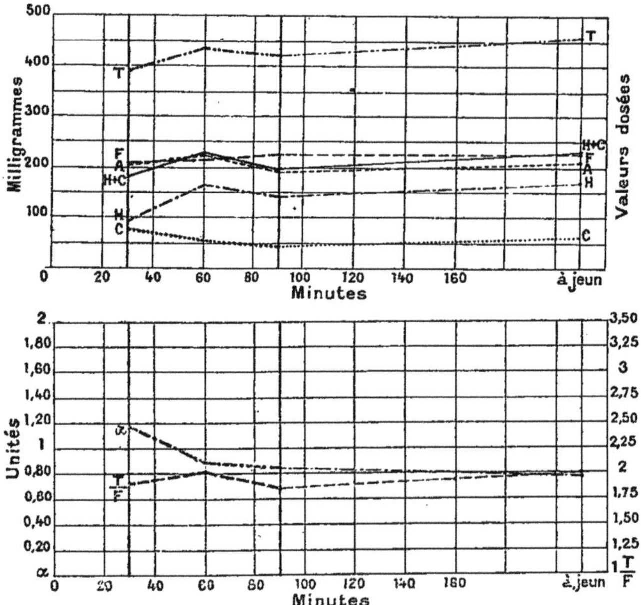

La digestion est, on le voit, *restée prolongée.* Le type gastrique, loin d'être déprimé par l'opération, semble, au contraire, s'être *accentué,* probablement sous l'influence d'une augmentation de l'alimentation, peut-être aussi du reflux de la bile dans l'estomac pendant tout le cours de la digestion. Il me paraît évident, d'après ces faits, que, malgré la gastro-entérostomie, l'estomac est encore en lutte contre un obstacle mécanique à l'évacuation. Cet obstacle est peut-être la conséquence d'une coudure de l'anse suturée à l'estomac, et je crains que, dans ces conditions, le bénéfice de l'opération ne soit que temporaire.

Observation II (due à l'obligeance de MM. Hayem et Tuffier).
Sténose pylorique. Ulcère ancien probable. Périgastrite.

D..., Jules, 45 ans, charcutier, couché au n° 33 de la salle Behier, le 25 février 1897.

Les antécédents héréditaires ne présentent rien de particulier. Dans ses antécédents personnels nous notons l'existence d'une dyspepsie dont le malade souffre depuis son enfance. Dès cette époque, il avait des vomissements et des régurgitations acides, le matin à jeun, mais il n'éprouvait aucune douleur.

Le malade ne paraît pas être alcoolique; il ne fume pas.

La maladie actuelle remonterait à 1882. A cette époque, il éprouvait une sensation de gêne, de plénitude dans l'estomac, mais pas de douleurs bien caractérisées, pas de vomissements. Ceux-ci n'apparaissent qu'en 1886, époque à laquelle tous les troubles s'accentuent. Ces vomissements sont précédés de malaise pénible; ils sont irréguliers dans leur apparition et surviennent de préférence pendant les chaleurs. Ils se produisent deux ou trois heures après les repas. Ils sont alimentaires et ne contiennent pas de sang.

Les douleurs n'apparaissent qu'en 1896; elles surviennent deux ou trois heures après les repas, s'atténuent, pour apparaître de nouveau avec le repas suivant. C'était une douleur lancinante, aiguë, siégeant à la région épigastrique et s'irradiant dans le bas-ventre et les reins.

Ces douleurs étaient parfois si vives, que le malade se roulait par terre. Les digestions étaient pénibles et produisaient des aigreurs, puis des nausées et quelquefois des vomissements. Signalons comme autres symptômes, de la constipation, et un amaigrissement notable.

Il s'agit d'un homme bien constitué amaigri, mais nullement cachectique, n'ayant pas d'œdème des jambes, ni de teint jaune paille ou terreuse de la peau. Les muqueuses sont un peu décolorées. Pas d'adénopathie.

Le ventre est rétracté dans la portion sous-ombilicale; la partie sus-ombilicale est au contraire légèrement gonflée. La pression est douloureuse au niveau du pylore. Les veines abdominales, à la palpation, paraissent un peu dures, fibreuses. On n'observe pas d'ondes stomacales et la pression n'en provoque pas l'apparition. La sonorité de l'espace de Traube est exagérée.

A la région stomacale, surtout à droite, on sent un empâtement diffus. Le foie ne déborde pas les fausses côtes. Le bruit de clapotage est difficile à produire; la succussion hippocratique donne peu de renseignements. Après insufflation, les limites inférieures de l'estomac se dessinent à un travers de doigt au-dessus de l'ombilic.

Il n'y a pas de fièvre, le malade ne tousse ni ne crache. Rien aux poumons.

Chez notre malade, on trouve du liquide, à jeun, dans l'estomac; c'est une bouillie épaissie très abondante, couleur jaune brun constituée par des résidus alimentaires. Il faut trois ou quatre litres d'eau pour que le liquide du lavage ressorte clair. Malgré les lavages du soir on retrouve, à jeun, des résidus alimentaires reconnaissables.

Le 3 mars, le liquide, à jeun, est noirâtre et contient du sang.

On fait l'analyse de ce résidu dont l'extraction n'a pas été précédée de lavage, la veille. Résultats :

$$A = 0,273 \qquad H + C = 233 \qquad \alpha = 1,18$$
$$H = 11 \qquad T = 419 \qquad \frac{T}{F} = 2,24$$
$$C = 222 \qquad F = 186$$

Le 2 avril, après lavage la veille, on retire à jeun 1,500 centimètres cubes d'un liquide verdâtre contenant des résidus alimentaires.

$$A = 0,187 \qquad H + C = 201 \qquad \alpha = 0,91$$
$$H = 33 \qquad T = 456 \qquad \frac{T}{F} = 1,78$$
$$C = 168 \qquad F = 255$$

On donne le repas d'épreuve.

Après 30 minutes :

$$A = 0,101 \qquad H + C = 102 \qquad \alpha = 0,98$$
$$H = 3 \qquad T = 269 \qquad \frac{T}{F} = 1,61$$
$$C = 99 \qquad F = 167$$

peptones assez abondantes.

Après 60 minutes :

$$A = 0,163 \qquad H + C = 154 \qquad \alpha = 1,07$$
$$H = 31 \qquad T = 343 \qquad \frac{T}{F} = 1,81$$
$$C = 123 \qquad F = 189$$

peptones assez abondantes. Réaction acétique.

Après 120 minutes :

$$A = 0,195 \qquad H + C = 197 \qquad \alpha = 0,98$$
$$H = 73 \qquad T = 379 \qquad \frac{T}{F} = 2,08$$
$$C = 124 \qquad F = 182$$

peptones abondantes.

8 avril. — L'examen du sang donne les résultats suivants :

$$N = 4417500 \qquad G = 0,51$$
$$R = 2216300 \qquad B = 25490$$

L'analyse de l'urine pratiquée le 8 avril a donné les résultats suivants : volume 1,300 centimètres cubes, couleur jaune foncé, odeur normale, aspect louche, dépôt abondant, réaction très peu acide, densité 1018.

	par litre	par 24 heures
Acidité totale.	0,361	0,469
Chlorures.	5,42	7,04
Acide phosphorique.	1,48	1,92
Urée.	15,062	19,57
Acide urique.	0,312	0,405

Le 14 avril, le malade continuant à souffrir et à maigrir est envoyé à M. Tuffier.

Opération le 27 avril 1897. — Incision allant de l'appendice xyphoïde au-dessus de l'ombilic. On tombe sur un estomac très épaissi, très dilaté. On sent la paroi lisse en avant et en arrière ; cependant, au niveau de la tête du pancréas, on a la sensation d'une petite masse indurée. La grande courbure est très vasculaire. La petite courbure adhère au foie ; à son niveau, on sent une induration qui va jusqu'au pylore.

A l'entrée du pylore, au niveau de la petite courbure, on voit une adhérence fibreuse, ancienne, qui unit l'épiploon à cette région.

On fait, par le procédé ordinaire, la gastro-entérostomie postérieure, après effondrement du mésocôlon transverse, particulièrement difficile en raison de son épaississement fibro-graisseux.

Durée de l'opération 45 minutes, dont 15 pour les sutures.

Les suites opératoires sont bonnes, le pouls est bon. Pas de température, pas de vomissement.

Le 5 mai. — Œdème de tout le membre inférieur gauche. Bientôt la partie inférieure de l'abdomen, la verge, les bourses, sont œdématiées.

Au niveau de la plaie, légère suppuration.

Le 14. — Le malade sort entièrement guéri et retourne à Saint-Antoine.

A ce moment l'état général est excellent ; le malade s'alimente bien, il se sent bien mieux, ne souffre plus. Plus de céphalée, plus de vomissement, l'appétit est bon.

Nous le revoyons nous-même le 26 avril 1898. A ce moment, l'opéré a bonne mine ; son teint est frais et coloré. Il se déclare très heureux des résultats de son opération. Il n'a plus vomi une seule fois depuis ; l'appétit est excellent, les digestions très faciles. Il nous raconte que certaines personnes qui ne l'ont pas vu depuis son opération ont eu de la peine à le reconnaître.

Il a effectivement engraissé. Son poids a augmenté de 19 livres.

Il y a de la constipation habituelle. Pas de clapotage à jeun. Après insufflation, les limites inférieures de l'estomac se dessinent à trois travers de doigt au-dessus de l'ombilic.

L'absorption est rapide (10 minutes). Le malade prend le repas d'épreuve d'Ewald.

Voici les résultats de l'examen du suc gastrique :

Pas de liquide à jeun.

1. — Après 30', liquide peu abondant, mal émulsionné :

$$A = 0,054 \qquad H + C = 0,055 \qquad \alpha = 0,98$$
$$H = 0 \qquad T = 0,281 \qquad \frac{T}{F} = 1,24$$
$$C = 0,055 \qquad F = 0,226$$

2. — Après 60', liquide assez abondant, difficile, mal émulsionné :

$$A = 0,086 \qquad H + C = 0,109 \qquad \alpha = 0,78$$
$$H = 0 \qquad T = 0,328 \qquad \frac{T}{F} = 1,49$$
$$C = 0,109 \qquad F = 0,219$$

3. — Après 90', liquide abondant très bilieux :

$$A = 0,057 \qquad H + C = 0,080 \qquad \alpha = 0,71$$
$$H = 0 \qquad T = 0,372 \qquad \frac{T}{F} = 1,27$$
$$C = 0,080 \qquad F = 0,292$$

OBSERVATION III (due à M. HAYEM. Opération de M. TUFFIER).
Rétrécissement du pylore. Gastro-entérostomie.

B..., Jules, 48 ans, employé.

Entre à l'hôpital Saint-Antoine, salle Bazin, n° 12, le 13 octobre 1896, dans la clinique du professeur Hayem, pour des troubles dyspeptiques.

Son père est mort d'une affection du pylore.

Sa mère est morte bacillaire.

Antécédents personnels. — Vers l'âge de 16 ans, il a commencé à éprouver des crampes d'estomac ; il souffrait d'ailleurs de la misère et se nourrissait d'une façon défectueuse. C'est à

cette époque qu'il fait remonter ses premières douleurs stomacales ; il les calmait par l'injection de fortes quantités d'alcool.

Elles survenaient tous les jours, 3 ou 4 heures après les
repas, duraient quelques temps et cessaient par l'ingestion des
aliments. Le malade les compare à des morsures. Jamais de vomissements à ce moment-là.

A 18 ans, fièvre typhoïde.

A 22 ans, à la suite de privations prolongées, les douleurs
qui avaient cessé reparurent avec une grande intensité pour
s'atténuer de nouveau.

Enfin, il y a 3 ans, réapparition des douleurs avec une vive
intensité. Ces douleurs que le malade localise dans le creux épigastrique irradient vers les lombes. Cette fois, elles s'accompagnent de vomissements. Au début, ils suivaient presque immédiatement les repas ; peu à peu, ils devinrent plus tardifs et
actuellement ne se reproduisent plus que tous les deux ou trois
jours.

Actuellement le malade est sensiblement amaigri, mais non
cachectique ; il ne présente ni œdème des membres inférieurs,
ni anémie prononcée, il a conservé l'appétit mais n'a que peu
d'appétence pour la viande. Les digestions qui sont pénibles sont
marquées par des éructations, des pyrosis ; les borborygmes sont
fréquents. Deux heures après le repas, il est pris de douleurs
vives dont l'intensité va en augmentant pour atteindre son maximum au bout de quatre heures et qui se terminent par un vomissement. Quelques fois, pour calmer sa souffrance, le malade
provoque le vomissement. Ce dernier est alimentaire ; certains
aliments sont parfaitement reconnaissables n'ayant pas été modifiés par la digestion.

Le ventre est distendu par des gaz. Les garde-robes ne surviennent que tous les 4 ou 5 jours. La défécation est d'autant
plus douloureuse qu'il y a des hémorroïdes.

En raison du météorisme il est difficile de limiter l'estomac par
a percussion ; mais le clapotage s'entend à deux travers de doigt
au-dessous de l'ombilic. On ne perçoit pas d'ondes stomacales.

La matité hépatique commence dans le cinquième espace intercostal et descend un peu au-dessous du rebord des fausses côtes. La rate n'est pas appréciable.

Il n'y a pas de fièvre. Le malade tousse et crache un peu. Il existe au sommet droit une diminution du son et du murmure vésiculaire, de l'exagération des vibrations et quelques petits craquements à la toux. Insomnie.

On trouve du liquide à jeun dans l'estomac, sans résidus alimentaires.

Résultats de l'examen en série après repas d'Ewald :

Après 3o' :

$$A = 195 \qquad H + C = 179 \qquad \alpha = 1,16$$
$$H = 84 \qquad T = 343 \qquad \frac{T}{F} = 2,09$$
$$C = 95 \qquad F = 164$$

Après 6o' :

$$A = 234 \qquad H + C = 208 \qquad \alpha = 1,28$$
$$H = 117 \qquad T = 401 \qquad \frac{T}{F} = 2,07$$
$$C = 91 \qquad F = 193$$

Après 9o'. On retire difficilement 20 centimètres cubes de liquide contenant peu de résidus ; on ne constate pas de bruit de clapotage.

$$A = 202 \qquad H + C = 201 \qquad \alpha = 1,00$$
$$H = 92 \qquad T = 401 \qquad \frac{T}{F} = 2,00$$
$$C = 102 \qquad F = 200$$

Le 6 janvier on fait l'examen du sang :

$$N = 3720000$$
$$R = 3047000$$
$$G = 0,80$$
$$B = 8370$$

Examen du sang pur. — Hématies en îlots épais et en piles assez longues, réunis de façon à intercepter des lacs plasmatiques assez larges. Petit nombre d'hématoblastes. Nombre de globules blancs assez grand ; en un certain point reticulum n° 2.

— 59 —

Sérum. — Le sang s'écoule assez facilement. En 7 minutes, on prend une éprouvette entière. Coagulation immédiate (3 minutes). Caillot sombre. L'épuration est lente ; après une heure, apparition d'une goutte sur les parties latérales ; l'épuration est totalement effectuée en dix heures.

Le lendemain, caillot bombé de 3 centimètres de large sur 1 centimètre 1/2 de long, régulièrement cylindrique, sombre avec des bandes noires.

Le sérum est assez abondant : 2 centimètres cubes ; presque florescent à la vision directe, il est lactescent à contre-jour.

Rien au point de vue spectroscopique. L'examen des urines, pratiqué le 8 janvier 1897, donne les résultats suivants :

Volume, 800 centimètres cubes ; couleur jaune ; aspect un peu trouble, odeur *sui generis ;* réaction acide, densité 1029.

	par litre	par 24 heures
Acidité totale.	1,20	0,96
Chlorures.	4,06	3,24
Urée.	25,12	20,49
Acide phosphorique. . . .	2,20	1,66

Le 29 février, le malade est envoyé à M. Tuffier.

Opération le 16 mars 1897. — Incision de 12 centimètres à partir de l'appendice xyphoïde. On trouve le lobe gauche du foie blanchâtre. L'estomac au-dessous apparaît distendu. En explorant le pylore, on trouve une bride partant de la face inférieure et profonde de la vésicule biliaire et allant s'étendre sur la face antérieure de l'estomac ; au niveau du pylore, sur une large étendue, adhérences anciennes.

Pas d'altération ganglionnaire.

Gastro-entérostomie postérieure au niveau de la grande courbure, le plus près possible du pylore. Procédé habituel. On multiplie les points de suture. Pas d'incident opératoire. Sutures à la soie ; pansement aseptique. Durée 1 heure. Suites opératoires bonnes. Pas de température, pas de vomissement.

Le 15 avril. — La plaie est entièrement cicatrisée ; le malade se sent bien. Il mange d'excellent appétit; les digestions sont bonnes. Néanmoins l'ingestion des aliments détermine une sensation de pesanteur à l'épigastre et une douleur qui disparaît rapidement.

On détermine encore le clapotage et le malade le perçoit lorsqu'il se déplace dans son lit.

Le malade est tubé, à jeun. On retire 150 centimètres cubes environ de résidus alimentaires.

La constipation est opiniâtre. La palpation de l'abdomen est douloureuse. L'estomac descend à deux travers de doigt au-dessous de l'ombilic. Il est le siège d'ondes stomacales.

Le 12 juin, le malade est tubé à nouveau, à jeun, sans lavage la veille. On retire 50 centimètres cubes d'un liquide incolore, avec débris alimentaires blanchâtres, acide.

Nous revoyons le malade le 12 avril 1898, onze mois après l'opération. Il est bien portant; son teint est coloré. Il est satisfait de son opération. Il peut actuellement suffire à un travail des plus pénibles. Levé à 4 heures du matin, il travaille jusqu'à 8 heures du soir.

Il mange de tout et digère bien. Il ne suit aucun régime. La constipation est fréquente, mais cède facilement à un lavement simple.

Les urines très rares avant l'opération sont actuellement normales au point de vue de la quantité, de la coloration, de la densité.

L'insomnie rebelle dont il souffrait a disparu.

Bref, B... se sent plus fort; il lui arrive fréquemment, dans sa journée, d'avoir à soulever des bonbonnes de 60 kilogrammes; il s'en acquitte avec aisance, alors qu'il n'essayait même pas de le faire, avant l'opération.

A son entrée à l'hôpital, il pesait 102 livres. Il en pèse actuellement 119. Il a donc augmenté de 17 livres.

On peut extraire de l'estomac à jeun 12 centimètres cubes environ de liquide constitué par quelques filets muqueux, sans aliments reconnaissables.

Un peu de bile. Voici les résultats de l'analyse de ce résidu :

$$A = 0,108 \qquad H + C = 100 \qquad \alpha = 1,08$$
$$H = 0 \qquad T = 392 \qquad \frac{T}{F} = 1,34$$
$$C = 100 \qquad F = 292$$

On examine ensuite le suc gastrique après le repas d'Ewald :

1° 30 minutes après ce repas on retire un liquide assez abondant, mal émulsionné, peu bilieux.

$$A = 0,172 \qquad H + C = 0,186 \qquad \alpha = 0,90$$
$$H = 0,037 \qquad T = 0,339 \qquad \frac{T}{F} = 2,21$$
$$C = 0,149 \qquad F = 0,153$$

2° Après 60 minutes, liquide assez abondant :

$$A = 0,208 \qquad H + C = 0,270 \qquad \alpha = 0,61$$
$$H = 0,110 \qquad T = 0,496 \qquad \frac{T}{F} = 2,19$$
$$C = 0,160 \qquad F = 0,226$$

3° Après 90 minutes, liquide abondant mal émulsionné :

$$A = 0,216 \qquad H + C = 0,303 \qquad \alpha = 0,50$$
$$H = 0,128 \qquad T = 0,456 \qquad \frac{T}{F} = 2,98$$
$$C = 0,175 \qquad F = 0,153$$

L'estomac vidé, le malade prend une capsule de gélatine contenant 20 centigrammes d'iodure de potassium. On décèle la présence de l'iode dans la salive 12 minutes après. L'absorption est donc normale.

Après insufflation, la limite inférieure de l'estomac descend à peine au niveau de l'ombilic et l'air ainsi insufflé ne passe pas immédiatement dans l'intestin.

OBSERVATION IV (de MM. HAYEM et TUFFIER).

Sténose cicatricielle du pylore. Déformation en V.
Gastro-entérostomie. Cholécystotomie.

Ch... Marie, 36 ans, sans profession, entre à l'hôpital Saint-

Antoine dans la clinique de M. Hayem, pour des troubles dyspeptiques.

On ne note rien de particulier dans ses antécédents héréditaires.

Elle-même n'a jamais été malade jusqu'à l'âge de trente ans.
C'est à ce moment que débutèrent les troubles dyspeptiques ca-
ractérisés par des digestions pénibles et douloureuses. Les douleurs atteignaient leur maximum d'intensité deux ou trois heures
après les repas ; elles débutaient par des crampes dans la région
épigastrique ; elles n'ont jamais eu de localisation bien nette. et
s'irradiaient dans les lombes. En même temps, la malade sentait
des bouffées de chaleur lui monter au visage ; son ventre se bal-
lonnait ; mais il n'y avait ni vomissement, ni régurgitation, ni
hématémèse.

Ces troubles, d'abord espacés, se rapprochent de plus en plus
et augmentent d'intensité. Ce n'est qu'il y a 2 ans que les vomissements apparaissent. La douleur se localise mieux au creux
épigastrique, devient plus violente et suit de près l'ingestion des
aliments.

Les vomissements sont alimentaires ; ils ne surviennent jamais à
jeun. Pas de renvois acides. L'appétit est encore bon. La malade
est soumise au traitement du bicarbonate de soude à haute dose.

Après une saison à Vichy, elle revient améliorée, reprend de
l'embonpoint, ne vomit plus.

Un peu plus tard, les douleurs reparaissent, continues, mais
plus sourdes ; après les repas, la malade éprouve une sensation
de gêne, de pesanteur et même de tiraillement dans le ventre.
Elle perd le sommeil. A ce moment apparaissent aussi les renvois
acides qui lui brûlent la gorge.

Au mois de janvier 1897, sans raison apparente, la malade
est prise de douleurs intenses avec vomissements muqueux, puis
alimentaires.

Au mois de mars, elle a deux crises de colique hépatique bien
caractérisées : point de côté à droite avec irradiation dans l'épaule,
vomissements, ictère, selles décolorées.

Actuellement, il s'agit d'une femme amaigrie, pâle ; les muqueuses sont un peu décolorées ; mais pas de teinte jaune paille, pas d'adénopathie, pas d'œdème des membres inférieurs.

Après insufflation de l'estomac, la grande courbure descend jusqu'à 9 centimètres de l'ombilic, jusque près des épines iliaques antérieures et supérieures ; la petite courbure longe la ligne blanche à 2 centimètres et demi, à droite. On perçoit, un peu à gauche de la ligne blanche, une tumeur dont le diamètre horizontal mesure 5 centimètres, le vertical 4 centimètres.

Elle est dure, bosselée, et après insufflation disparaît à droite de la ligne qui indique la petite courbure ; elle est nettement séparée du foie ; on peut la saisir entre les doigts et la limiter sans provoquer de douleur : c'est la vésicule.

Le foie n'est pas hypertrophié et ne dépasse pas sensiblement les fausses côtes.

La malade ne tousse ni ne crache. L'état général est relativement bon malgré la faiblesse et l'amaigrissement. L'appétit est conservé ; pas de dégoût pour la viande.

Neurasthénie très prononcée.

Le 29 avril, la malade est tubée. Voici les résultats de l'analyse.

Pas de liquide à jeun.

1° 30 minutes après le repas d'Ewald, liquide peu abondant, difficile :

$$A = 0,90 \qquad H + C = 137 \qquad \alpha = 0,65$$
$$H = 0 \qquad T = 237 \qquad \frac{T}{F} = 1,68$$
$$C = 137 \qquad F = 200$$

2° Après 60 minutes, liquide assez abondant, mal émulsionné :

$$A = 0,228 \qquad H + C = 230 \qquad \alpha = 0,98$$
$$H = 36 \qquad T = 397 \qquad \frac{T}{F} = 2,37$$
$$C = 194 \qquad F = 167$$

3° Après 90 minutes, liquide peu abondant, difficile, mal émulsionné, réaction de l'acide acétique :

$$A = 0,264 \qquad H + C = 278 \qquad \alpha = 0,89$$
$$H = 146 \qquad T = 416 \qquad \frac{T}{F} = 3,01$$
$$C = 132 \qquad F = 138$$

M. Hayem pense qu'il n'y a pas de sténose ni d'ulcère mais que l'estomac présente une déformation en V avec atonie de la paroi.

Opération le 22 mai par M. Tuffier. — Incision de 10 centimètres environ le long de la ligne blanche.

Le pylore présente une induration que l'on avait déjà perçue à l'état de veille. Pas de nodosité cancéreuse, pas de ganglions. La vésicule biliaire contient une vingtaine de calculs dont les plus gros ont les dimensions de la phalange du pouce.

Le foie est adhérent et se fusionne avec la paroi supérieure de la vésicule dont la face inférieure est unie, d'autre part, à la zone pylorique par des brides étendues. La paroi de la vésicule est souple et ne présente pas de vascularisation exagérée.

Après effondrement du mésocôlon transverse, M. Tuffier pratique la gastro-entérostomie postérieure par son procédé habituel. Cette opération terminée, il amène la vésicule biliaire dans la plaie et la suture au péritoine de façon que son fond déborde la peau. Il la fixe ensuite par deux fils d'attente.

Le 9 juin. — M. Tuffier ouvre la vésicule et en extrait 64 calculs ; il fait une prise de bile dont les examens ultérieurs ont montré la stérilité.

La malade continuant à vomir et à souffrir, M. Tuffier procède à une nouvelle intervention.

Incision sur l'ancienne cicatrice et résection du trajet fistuleux. On trouve, adhérents sur une large surface, l'estomac, le foie, la vésicule biliaire et l'intestin.

On résèque la fistule au ras de la vésicule ; suture par un double surjet à la Lambert. Libération des adhérences. L'estomac est distendu ; l'ancienne bouche anastomotique est parfaitement cicatrisée ; pas d'adhérences autour. On abouche de nouveau l'intestin à l'estomac, à gauche et à quatre centimètres environ du premier orifice, par le même procédé de gastro-entérostomie postérieure.

Malgré cette deuxième intervention, la malade continue à vomir et à souffrir.

Pour la troisième fois, M. Tuffier intervient en libérant une anse intestinale fortement adhérente ; il détruit également une partie des adhérences stomacales. Les deux bouches semblent solides et bien conformées.

Les suites opératoires sont bonnes. La malade ne vomit plus, l'état général se relève, mais les digestions restent laborieuses.

Le 10 août. — La malade continue à ne plus vomir. Elle s'alimente bien et a bon appétit ; elle continue cependant à se plaindre de la lenteur des digestions.

Le 16 octobre 1897, la malade est vue par M. Hayem. Examen du suc gastrique.

Pas de liquide à jeun. Repas d'Ewald.

Après 30 minutes : Liquide peu abondant, mal émulsionné, bilieux.

$$A = 0,075 \qquad H + C = 48 \qquad \alpha = 1,56$$
$$H = 0 \qquad T = 337 \qquad \frac{T}{F} = 1,16$$
$$C = 48 \qquad F = 289$$

Après 60 minutes : liquide assez abondnnt, bilieux.

$$A = 0,110 \qquad H + C = 87 \qquad \alpha = 1,26$$
$$H = 0 \qquad T = 335 \qquad \frac{T}{F} = 1,35$$
$$C = 87 \qquad F = 248$$

Après 90 minutes : liquide assez abondant, bilieux.

$$A = 0,150 \qquad H + C = 124 \qquad \alpha = 1,21$$
$$H = 3 \qquad T = 368 \qquad \frac{T}{F} = 1,50$$
$$C = 121 \qquad F = 244$$

Nous revoyons la malade, le 14 avril 1898. Elle continue à souffrir dans l'estomac et dans le dos ; il n'y a de différence que dans la disparition des coliques hépatiques. Après ses repas, la malade éprouve une sensation de pesanteur et de tiraillement pénible et pendant la digestion elle a des renvois aigres. Elle n'est pas constipée. Jusqu'à il y a un mois elle avait assez bon appétit. Actuellement, l'appétit a disparu. Elle dort peu et son sommeil est troublé par des rêves pénibles. Néanmoins, elle a augmenté de trente livres.

L'estomac descend encore, à deux doigts au-dessous de l'ombilic. La malade perçoit le bruit de clapotage très accentué ; l'iode n'apparaît dans la salive que vingt minutes après l'ingestion de 20 centigrammes d'iodure de potassium.

Examen après repas d'Ewald.

Pas de liquide à jeun.

Après 30 minutes : liquide peu abondant, bilieux.

$$A = 0,072 \qquad H + C = 0,064 \qquad \alpha = 1,12$$
$$H = 0. \qquad T = 0,292 \qquad \frac{T}{F} = 1,28$$
$$C = 0,064 \qquad F = 0,228$$

Après 60 minutes : liquide assez abondant, difficile, bilieux.

$$A = 0,057 \qquad H + C = 0,091 \qquad \alpha = 0,62$$
$$H = 0 \qquad T = 0,319 \qquad \frac{T}{F} = 1,39$$
$$C = 0,091 \qquad F = 0,228$$

Après 90 minutes : liquide assez abondant, bilieux.

$$A = 0,072 \qquad H + C = 0,091 \qquad \alpha = 0,79$$
$$H = 0 \qquad T = 0,339 \qquad \frac{T}{F} = 1,36$$
$$C = 0,091 \qquad F = 0,248$$

OBSERVATION V (due à M. TUFFIER).

Sténose pylorique d'origine biliaire. Gastro-entérostomie.
Cholécystectomie.

Gr..., ménagère, âgée de 48 ans, entre dans le service de M. Tuffier pour des troubles dyspeptiques.

On ne relève rien de particulier dans ses antécédents héréditaires.

Elle-même n'a jamais été malade dans son enfance. Quatre grossesses avant terme et une fausse couche ; la cinquième grossesse seule est menée à terme. Les premiers troubles dyspeptiques remontent à il y a 17 ans. A ce moment, à la suite de violents chagrins, elle fut prise de troubles digestifs dont l'intensité s'accentua de plus en plus.

Au milieu de la nuit, elle éprouvait une sensation de brûlure à l'épigastre avec nausées ; le matin et, quelquefois dans la journée, elle rendait, sans effort, un liquide muqueux, filant, aigre. A ce moment, elle était soulagée, mais elle continuait à éprouver tout le reste de la journée une gêne considérable dans la région de l'estomac. Elle supportait très mal le jeûne, mais, dès qu'elle mangeait, elle éprouvait des tiraillements, une sensation de pesanteur qui lui faisait croire que son estomac tombait dans le bas-ventre ; ces phénomènes persistaient pendant toute la digestion, dont la durée, de 4 à 6 heures, variait avec la nature des aliments.

L'appétit était cependant conservé, les selles régulières et jamais, à ce moment, il ne se produisit d'hématémèse ou de vomissements alimentaires.

Un régime alcalin, des gouttes amères, différents eupeptiques furent ordonnés. La malade en retira un grand bénéfice et, pendant un an, resta bien portante.

De temps en temps, cependant, les troubles digestifs reparurent avec les mêmes caractères mais pour disparaître très rapidement.

Il y a quatre ans, la malade fut prise de douleurs dans le côté gauche et le bras correspondant, suivies bientôt d'une paralysie complète de ce membre. Le mouvement revint après un traitement électrothérapique de 15 mois.

Il y a deux ans, les troubles digestifs reparurent avec une nouvelle intensité ; malgré la conservation de l'appétit, elle maigrit de 5^{kgr},5oo en un an ; les digestions sont pénibles, accompagnées de tiraillements, d'éructations, de pyrosis, les vomissements sont rares. Quand elle a mangé, la malade sent ses aliments dans le bas-ventre ; elle éprouve, au contraire, une sensation de vide dans la région épigastrique.

M. Robin, après avoir fait suivre un traitement médical, conseille l'opération.

Actuellement, on est en présence d'une femme bien constituée, maigre, non anémiée.

Le teint est assez coloré, la langue blanche, le pouls à 100, régulier, assez fort. T. 37°,2.

On ne trouve rien de particulier du côté des organes thoraciques. Peut-être y a-t-il à la pointe du cœur un léger souffle systolique.

La matité hépatique commence dans le 5e espace intercostal et ne dépasse pas le rebord des fausses côtes. Les flancs sont libres.

L'estomac est fortement dilaté et abaissé, le creux épigastrique est vide ; à gauche de la colonne vertébrale, on sent nettement les battements de l'aorte. La petite courbure de l'estomac est à un travers de doigt au-dessus de l'ombilic ; la grande courbure descend à quatre travers de doigt au-dessous de ce point.

Bruit de clapotage et de succussion hippocratique. On fait le diagnostic *de ptose gastrique, dilatation, rétention alimentaire par coudure du pylore.*

Opération le 12 février 1898. — Incision de 10 centimètres entre l'appendice xyphoïde et l'ombilic. L'épiploon est légèrement adhérent à la paroi abdominale antérieure. L'estomac est abaissé. Le pylore est coudé, bridé par des adhérences qui viennent de la vésicule biliaire. Celle-ci est petite, lisse, blanchâtre affectant la forme d'un sablier.

Elle est entièrement occupée par deux calculs durs, du volume d'une noisette. M. Tuffier se décide à faire une gastro-entérostomie et une cholécystectomie.

1° La gastro-entérostomie se fait par le procédé habituel de M. Tuffier et ne présente rien de particulier dans son exécution. Les feuillets péritonéaux du mésocôlon ne sont pas soudés, et l'un d'eux est resté adhérent à la paroi postérieure de l'estomac, ce qui rend gênante l'incision de cet organe.

La paroi postérieure de l'estomac est très vasculaire. La bouche anastomotique n'est pas très près du pylore. Durée de l'opération 22 minutes.

2° La cholécystectomie est rapidement faite (10 minutes). Les adhérences sont rompues.

Les suites opératoires ont été marquées par un certain abattement. Cependant l'état général se relève assez vite ; le ventre est un peu gonflé.

La malade continue à aller bien. Les douleurs ont disparu, le ventre est devenu souple et la pression n'y éveille aucune douleur. L'appétit est bon, les digestions se font facilement ; il y a encore quelques régurgitations aqueuses.

Mais la malade se sent très bien et quitte l'hôpital.

Nous la revoyons le 27 avril 1898. Elle continue à aller très bien ; cependant elle éprouve toujours de la pesanteur après les repas. L'appétit est assez bon, les selles régulières. Plus de douleur.

L'estomac descend encore à deux travers de doigt au-dessous de l'ombilic ; pas de clapotage à jeun.

L'iode est décelé dans la salive après 15 minutes. La malade prend un repas d'épreuve de Robin. Une heure après, la sonde ne ramène rien. La malade refuse de se soumettre à un nouveau tubage de sorte que nous restons sans renseignements sur sa digestion gastrique.

Observation VI

Bac..., Charles-Edmond, 45 ans, voyageur de commerce.

Dans ses antécédents familiaux on note les faits suivants : un de ses frères est mort d'une affection stomacale ; son grand-père, sa grand'mère, un cousin auraient souffert d'affections gastriques.

Dans ses antécédents personnels, on ne relève rien de particulier, à part quelques excès alcooliques. Vers l'âge de 27-28 ans, jaunisse, sans douleur, qui dura un mois et ne se reproduisit plus.

La maladie actuelle paraît remonter à juin 1897. Jusque-là, le malade n'avait présenté aucun trouble de ses fonctions digestives. Un soir, une demi-heure après le dîner, sans qu'il eût fait d'excès de régime, le malade fut pris de vomissements répétés, sans douleur. Depuis, et pendant trois mois, les vomissements se sont reproduits tous les jours et plusieurs fois dans la même journée.

Ils se produisaient 3 ou 4 heures après les repas. Le malade ne souffrait d'ailleurs pas et continuait à manger avec appétit. L'ingestion des aliments était suivie d'une sensation de gêne, de pesanteur à l'épigastre ; bientôt survenaient des crampes qui se terminaient par l'expulsion du contenu stomacal. Jamais d'hématémèse, jamais de mélœna.

Le malade, en raison de ces troubles dyspeptiques, ne se nourrissait plus que de laitages et d'œufs, et limita peu à peu son alimentation. Il commença à maigrir dans de notables proportions mais il conserva ses forces.

Il souffrait de constipation habituelle. Les vomissements continuèrent à se produire tous les jours jusqu'au mois d'octobre.

A cette époque, ils s'espacèrent, ne survenant plus que tous les 2 ou 3 jours.

L'appétit était bon le lendemain du jour où se produisaient les vomissements ; puis s'atténuait avec la replétion de l'estomac qui se traduisait par une sensation de gêne de plus en plus grande jusqu'au moment où, par le vomissement, le malade rejetait le contenu stomacal dans lequel on reconnaissait les aliments ingérés les jours précédents. Cependant le malade continuait à maigrir.

Au mois de février 1898, M. Thiroloix, consulté, porta le diagnostic de sténose pylorique et crut sentir une petite induration douloureuse dans la région du pylore. Malgré le régime et le traitement médical qui furent institués, le malade continua à vomir et à maigrir. Dans ces conditions il accepta l'intervention chirurgicale.

A son entrée chez M. Tuffier, le malade est amaigri mais non cachectique, ne présente ni œdème des membres inférieurs, ni anémie prononcée. Il ne tousse ni ne crache.

Rien d'anormal du côté de l'appareil circulatoire.

Mictions et urines normales.

Amaigrissement et faiblesse prononcée.

Opération le 7 avril 1898. — Anesthésie par l'éther. On palpe de nouveau le malade et l'on sent, à droite, entre le rebord costal et l'ombilic une tuméfaction profonde, peu volumineuse, assez mal limitée, mobile sur les parties profondes et sous la peau.

L'estomac est distendu et descend à un travers de doigt au-dessous de l'ombilic.

Incision sus-ombilicale, médiane, de 10 centimètres environ. Dans la région pylorique on voit une tumeur cylindrique, lisse, de coloration grisâtre, sillonnée, à la surface, de gros vaisseaux noirâtres. Cette tumeur occupe environ le tiers de la portion initiale du duodénum et toute la région pylorique de l'estomac, envahissant les deux faces de l'organe.

Le rétrécissement du pylore est très serré ; les extrémités des petits doigts refoulant l'un le duodénum, l'autre la paroi stomacale, ne parviennent pas à se rencontrer. Pas de ganglions épiploïques. Pas de nodules indurés dans le foie. Dans ces conditions, et en raison de la mobilité de la tumeur, d'ailleurs bien circonscrite, M. Tuffier se décide à pratiquer la pylorectomie, après avoir fait, au préalable, une gastro-entérostomie trans-mésocolique postérieure. Cette opération préliminaire se fait sans autre incident que l'écoulement, au moment de l'ouverture de l'estomac, d'un liquide jaunâtre, sale, fétide (on n'avait pas pratiqué de lavage de l'estomac avant l'opération).

La pylorectomie se fait également sans incident. Effondrement, ligature et section de l'extrémité droite des deux épiploons et attouchement des tranches de section au thermocautère. Deux grands clamps, recouverts de drains de caoutchouc sur l'estomac, un clamp semblable sur le duodénum. Section. Il se fait une petite hémorragie artérielle du côté de l'estomac au point où les extrémités des deux clamps se touchent. La suture du duodénum en cul-de-sac se fait aisément ; puis suture de l'estomac.

1° Suture de la muqueuse en surjet ; 2° premier plan de sutures séro-séreuses à points séparés ; 3° deuxième plan de sutures séro-séreuses à un demi-centimètre en dehors, également à points séparés. Suture de la paroi à trois étages. Durée totale, une heure et demie.

Suites opératoires. — Le malade vomit une certaine quantité de liquide sale, dans lequel on reconnaît des aliments ingérés depuis plusieurs jours. Le malade n'a plus vomi depuis. Il n'a plus souffert. Pas de température. Quelques borborygmes. Le malade est alimenté par la voie rectale.

Nous le revoyons le 29 avril 1898. Il a pris des forces, a bonne mine, mais sa figure est encore amaigrie. Il a bon appétit et digère bien. Souffre beaucoup de la constipation. Il tousse et crache un peu depuis quelques temps et sue abondamment la nuit.

L'estomac est à 2 doigts au dessus de l'ombilic ; l'absorption est normale (12 minutes) ; l'air insufflé dans l'estomac passe assez rapidement dans l'intestin.

Repas d'Ewald.

Pas de liquide à jeun.

Au bout d'une heure, liquide abondant, mal émulsionné, contenant des résidus des repas antérieurs.

$$H = 0 \qquad H + C = 37 \qquad \alpha = 1,89$$
$$C = 37 \qquad T = 306 \qquad \frac{T}{F} = 1,13$$
$$F = 269$$

OBSERVATION VII (M. TUFFIER).

Ulcère simple avec léger rétrécissement du pylore.
Gastro-entérostomie.

D..., Louise, 28 ans, cuisinière, entre dans le service de M. Tuffier, le 2 mars 1898, pour des crises gastriques extrêmement douloureuses.

On ne relève rien de particulier dans ses antécédents héréditaires.

Quand on l'interroge au point de vue de ses antécédents personnels, on apprend qu'elle a toujours souffert de l'estomac. Elle semble avoir été très hystérique, ayant subitement perdu la parole à la suite d'une crise de nerfs survenue à l'âge de 10 ans. Ce mutisme disparut spontanément six mois après.

Réglée très tard, elle a toujours eu des pertes blanches pendant qu'elle était jeune fille et longtemps après avoir été mariée.

A 24 ans, fièvre typhoïde qui la tint au lit pendant six mois. Au cours de cette maladie, on observa des hématémèses et du melæna.

En 1896, la malade fut prise, sans raison apparente, de vomissements de sang extrêmement abondants et persistants, elle eut en même temps du melæna ; ces phénomènes furent bientôt remplacés par une diarrhée rebelle qui se prolongea pendant plusieurs mois et ne disparut complètement qu'au mois de mai 1897.

C'est à ce moment que débutèrent les véritables crises gastriques.

La malade ressentait subitement dans la partie inférieure du thorax et surtout à l'épigastre une constriction qui se transformait bientôt en sensation de tiraillement. Les crises duraient cinq à dix minutes, se répétaient plusieurs fois dans la même journée et se terminaient par des vomissements alimentaires et bilieux. Elle avait peu d'appétit.

Actuellement, on se trouve en présence d'une femme bien constituée, faible, amaigrie, mais nullement cachectique. Elle ne paraît pas non plus anémiée et n'a pas d'œdème des membres inférieurs. Depuis un an surtout, elle a considérablement maigri.

Le ventre est déprimé, mais souple, se prêtant facilement à la palpation. On ne sent rien dans les fosses iliaques. L'estomac descend à un travers de doigt au-dessus de l'ombilic. La palpation de l'épigastre ne donne pas la moindre sensation de tumeur. La percussion révèle un peu de sonorité généralisée.

Lorsqu'on déprime la paroi abdominale qui est amincie, on arrive sur l'aorte dont on perçoit les battements. Par une palpation attentive, on parvient à limiter une petite zone douloureuse ayant les dimensions d'une pièce de 5 francs, et siégeant un peu à droite de la ligne blanche. Pas d'induration à ce niveau.

Le foie ne paraît pas déborder les fausses côtes.

Il n'y a pas de fièvre. La malade ne tousse ni ne crache. Rien d'anormal du côté des systèmes respiratoire et circulatoire.

Actuellement, la malade a peu d'appétit mais digère ce qu'elle mange. Elle est habituellement constipée.

Au toucher vaginal, on trouve un col assez gros, ferme, situé dans l'axe du vagin. L'utérus est gros, déjeté à droite et son fond s'élève à deux travers de doigt au-dessous de l'ombilic. La malade est enceinte. Dans le cul-de-sac latéral gauche on sent une petite masse du volume d'une amande, dure, un peu irrégulière, douloureuse à la pression.

Opération le 31 *mars* 1898. — Anesthésie par l'éther. Incision de 10 centimètres sur la ligne blanche commençant au-dessous de l'appendice xyphoïde et s'arrêtant au-dessus de l'ombilic. L'estomac fait hernie dans l'angle inférieur de la plaie, le lobe gauche du foie apparaît à la partie supérieure.

L'estomac complètement attiré au dehors ne présente rien d'anormal. Le pylore présente sur ses faces antérieure et supérieure une plaque indurée qui semble rétrécir sa lumière. M. Tuffier fait d'abord, à ce niveau, une incision de deux centimètres environ, suivant l'axe du pylore. L'index de l'opérateur, introduit par cette ouverture, constate un léger rétrécissement du pylore par induration et épaississement des parois, mais ne sent pas d'ulcère.

M. Tuffier persiste à croire à l'existence d'un ulcère; il se décide en conséquence à faire une gastro-entérostomie. Mais auparavant il referme l'incision pylorique exploratrice, en pratiquant une pyloroplastie par le procédé de Heinecke-Mickulicz. Il procède ensuite à la gastro-entérostomie postérieure transmésocolique qui s'effectue sans incident opératoire. A l'ouverture de l'estomac, il sort un peu de sang noirâtre, digéré, dont la présence confirme le diagnostic d'ulcère. Suture de la paroi à trois étages. Pansement aseptique.

Les suites opératoires ne présentent rien de particulier.

Le 23 mars, la malade quitte l'hôpital pour aller au Vésinet;

son état est excellent. Elle mange bien et digère de même, va régulièrement à la selle et dort bien. Les douleurs ont disparu.

Nous revoyons la malade le 8 mai. L'état général est excellent. L'opérée a grossi considérablement, elle s'en rend compte elle-même par l'augmentation de la masse musculaire de ses bras et de ses pectoraux. Son teint est coloré. Elle a excellent appétit, digère tout ce qu'elle mange et n'a plus souffert une seule fois depuis son opération. Elle dort très bien. Elle se plaint d'être constipée et de ne pouvoir aller à la garde-robe sans lavement.

Si elle avait dû continuer à souffrir, comme par le passé, elle se serait suicidée, dit-elle.

L'estomac est à deux travers de doigt au-dessus de l'ombilic et l'insufflation en dessine la forme. Pas de clapotage à jeun, ni de succussion hippocratique.

Après absorption de 0,20 d'iodure de potassium, on trouve l'iode dans la salive au bout de 11 minutes.

On donne un repas d'épreuve et on tube la malade au bout d'une heure. Voici les résultats de cet examen.

Au bout d'une heure .

Liquide assez abondant, mal émulsionné, peu bilieux :

$$A = 180 \qquad H + C = 183 \qquad \alpha = 98$$
$$H = 5 \qquad T = 319 \qquad \frac{T}{F} = 2,34$$
$$C = 178 \qquad F = 136$$

OBSERVATION VIII (de MM. HAYEM et TUFFIER).

Sténose pylorique. Par ulcère calleux. Anémie.
Gastro-entérostomie.

Presse médicale, 20 novembre 1897.

E..., âgé de trente-neuf ans, terrassier, couché au n° 4 de la salle Béhier, a des antécédents héréditaires sans importance. Il a été atteint, à l'âge de dix ans, d'un rhumatisme articulaire aigu

qui l'a tenu alité pendant plusieurs semaines, mais il n'a eu aucune
autre maladie. Il a toujours rempli l'état de terrassier, n'a jamais
souffert de la misère et a toujours été bien nourri. Il a contracté
des habitudes alcooliques assez prononcées ; il buvait deux litres
de vin par jour, une ou deux absinthes, la goutte dans le café et
faisait des excès de temps en temps.

Il y a cinq ans environ, se sont montrés des troubles dyspeptiques assez particuliers. Vers cinq heures du soir, le malade se
sentait pris de malaise et éprouvait des brûlures et des crampes
au niveau de l'épigastre ; au bout d'une demi-heure, environ, sa
bouche était comme inondée par un liquide chaud, qui, rejeté,
apparaissait clair, filant, sans trace de résidus alimentaires.

Les sensations qui accompagnent ces rejets aqueux font souvent croire au patient que le liquide remonte de l'estomac. Il ne
s'agit pas, toutefois, si l'on en croit les analyses, de suc gastrique.
En effet, ce liquide se montre alcalin, et ne renferme ni H, ni C;
tous les chlorures qui s'y trouvent sont sous forme de chlorure
fixe. L'hypothèse la plus vraisemblable est qu'il se fait une espèce
de régurgitation œsophagienne de salive déglutie.

Chez notre malade, ces pituites sont devenues, avec le temps,
de plus en plus fréquentes ; elles se produisaient à des heures
irrégulières, plusieurs fois par jour et même la nuit, s'accompagnaient de douleurs plus vives et plus durables. Cependant l'appétit était conservé, tous les aliments passaient ; quelques-uns
seulement (haricots, salades), augmentant les souffrances et occa-
sionnant des éructations et du pyrosis, avaient été supprimés.

Il y a quatre ans, ont apparu des vomissements alimentaires.
Ils se reproduisirent, d'abord, deux ou trois fois par semaine,
vers neuf ou dix heures du soir, puis, devinrent plus fréquents.

Depuis deux ans, au moins, ils sont quotidiens, se répétant
assez souvent plusieurs fois par jour et se montrant, de préférence, dans la soirée. Il arrivait même au malade, quand il éprouvait des souffrances trop vives, de les provoquer en introduisant
un doigt dans la gorge.

Les matières rendues étaient composées d'aliments en bouillie, non reconnaissables, ayant le goût désagréable du beurre rance. Elles n'ont jamais contenu de matières noires.

Le malade a dû progressivement réduire son alimentation. Il a supprimé le vin depuis au moins quatre ans ; il suce la viande, mange peu de pain et est arrivé à ne prendre presque que du lait, Il a considérablement maigri, a perdu ses forces et, depuis deux ans déjà, a été obligé d'abandonner son travail.

Au commencement de mars 1897, il est extrêmement faible, se soutient à peine. Il entre à l'hôpital Laënnec, dans le service de M. Merklen qui le soumet à un régime lacté mixte (2 litres de lait, 2 potages, 2 œufs, un peu de purée à midi), lui fait faire des lavages d'estomac suivis de pansements au bismuth et lui ordonne 2 pilules de cannabis indica. (L'eau des lavages revient, le plus souvent, trouble, et ramène, une fois, des lentilles ingérées quatre jours auparavant.)

Après deux mois environ de ce traitement, le malade a engraissé de 9 livres. Il ne vomit plus. Les douleurs toutefois persistent, se montrent, sans heures fixes, avec des caractères assez variables, se calment un peu au moment des repas. Le plus souvent, elles apparaissent sous forme d'une sorte de constriction épigastrique, sans irradiation dans le dos et persistent toute une nuit ou quelques heures dans la matinée.

C'est dans ces conditions que M. Merklen a adressé le malade le 3 juin 1897 à M. Hayem.

Depuis qu'il est dans son service, il a pris du lait, des potages et des œufs. Il ne vomit plus. Il souffre modérément.

Le 8 juin, le matin, à jeun, on retire de l'estomac une bouillie jaunâtre, sale, très épaisse. Le soir, on pratique un lavage avec 15 litres d'eau ; ce lavage se fait difficilement, le tube se bouche et le malade vomit à côté.

Le lendemain matin, 9 juin, l'estomac clapote faiblement et on retire une quantité assez grande de liquide sale, noirâtre, avec bouillie grisâtre, renfermant des grains blancs, constitués par du sous-nitrate de bismuth, bien que le malade n'en ait plus avalé depuis environ quinze jours.

Les résultats analytiques sont les suivants :

Liquide retiré à jeun, le 9 juin, après lavage la veille au soir avec 15 litres d'eau. — Liquide abondant, muqueux, renfermant un peu de sang noir :

$$A = 0,158 \qquad H = 0 \qquad\qquad T = 0,500$$
$$\alpha = 1,17 \qquad C = 0,135 \qquad F = 0,365$$
$$\frac{T}{F} = 1,36$$

Peptones peu abondantes. Acide lactique.

Liquide retiré après le repas d'épreuve (9 juin). Analyse en série. — Après 30 minutes : liquide bien émulsionné, filtrant difficilement :

$$A = 0,110 \qquad H = 0 \quad\left.\right\} = 0,091 \qquad T = 0,233$$
$$\alpha = 1,20 \qquad C = 0,091 \qquad\qquad F = 0,142$$
$$\frac{T}{F} = 1,64$$

Traces de peptones. Réaction lactique.

Après 60 minutes : liquide assez épais, bien émulsionné, filtrant difficilement.

$$A = 0,138 \qquad H = 0 \quad\left.\right\} = 0,110 \qquad T = 0,299$$
$$\alpha = 1,25 \qquad C = 0,110 \qquad\qquad F = 0,189$$
$$\frac{T}{F} = 1,59$$

Peptones peu abondantes. Syntonine. Réaction lactique douteuse.

Après 90′ : liquide très abondant, contenant des résidus abondants et du sang noir :

$$A = 0,228 \qquad H = 0,62 \quad\left.\right\} = 0,204 \qquad T = 0,390$$
$$\alpha = 1,16 \qquad C = 0,142 \qquad\qquad F = 0,186$$
$$\frac{T}{F} = 2,09$$

Peptones assez abondantes, syntonine, pas de réaction des acides gras.

Les examens des urines et du sang ont également été pratiqués.

Examen des urines. — Volume, 400 centimètres cubes ; couleur jaune foncé, odeur forte, aspect clair, dépôt nul, réaction acide, densité 1029 :

Acidité	0,480 en 24 heures.
Chlorures.	1,95
Acide phosphorique. . .	2.84
Urée.	13,84
Albuminurie.	
Glycose.	0
Pigments biliaires. . . .	
Urobiline.	

Examen du sang :

$$N = 4247000$$
$$R = 1774675$$
$$G = 0,42$$
$$B = 21700$$

Altérations globulaires assez marquées ; globules déformés, en fuseaux et croissants, quelques-uns extrêmement irréguliers. Nombreux globules nains. Nombreux hématoblastes, dont quelques-uns sont hypertrophiés. Globules blancs, surtout de la variété 2.

Ce sont là les caractères du sang de l'anémie chronique, avec un nombre d'hématies assez élevé, mais avec des altérations globulaires considérables et une valeur globulaire très abaissée à 0,42. Il y a de plus une leucocytose marquée.

L'exploration des différents organes et appareils n'apprend rien de bien particulier.

Il y a un peu de sensibilité dans la moitié droite de l'épigastre, vers la région pylorique, mais la palpation ne laisse découvrir aucune tumeur, aucune rénitence. La grande courbure ne descend pas tout à fait au niveau de l'ombilic.

Le foie et la rate sont normaux.

Au niveau du cœur, il n'y a pas de bruits de souffle ; il n'existe ni frémissement cataire, ni souffle dans les vaisseaux du cou.

Les poumons paraissent indemnes.

Pas de phénomènes nerveux.

14 juin. — Depuis que le malade est entré à l'hôpital, on lui donne du lait, deux œufs et deux potages par jour.

On le met, à partir d'aujourd'hui, à un régime très sévère.

Pas plus d'un litre et quart de lait par jour, à boire par demi-verre, toutes les trois heures. Deux lavements d'eau simple pour calmer la soif. Deux lavements alimentaires.

Si le malade a soif, on lui permet de se laver la bouche. Compresses chaudes, en permanence, sur l'épigastre.

18 juin. — Malgré ce régime sévère, et la petite quantité d'aliments que prend le malade par la bouche, la sensation de pesanteur et la constriction douloureuse de l'estomac croissent de plus en plus.

Hier soir, vers 8 heures, le malade vomit un liquide, où l'on reconnaît du lait légèrement teinté en jaune.

M. Hayem, devant l'inefficacité du traitement médical, conseille l'opération qui est acceptée, et le malade entre dans le service de M. Tuffier.

Opération le 28 juin 1897. — *Gastro-entérostomie.* — Incision médiane allant de la pointe de l'appendice xyphoïde à quatre travers de doigt de l'ombilic. On trouve de suite des adhérences entre la face antérieure du foie et de l'estomac et la paroi abdominale antérieure ; elles sont constituées par quelques brides celluleuses. On tombe sur l'estomac peu augmenté de volume, dépassant le foie de trois travers de doigt. Il est mobile, sauf dans toute la région attenante au foie qui adhère solidement à la face inférieure de l'organe. On trouve vers la ligne médiane un noyau ou plutôt une plaque indurée très épaisse mesurant trois travers de doigt d'épaisseur, occupant la face antérieure de la petite courbure et se continuant presque dans le foie rétracté à ce niveau.

Cette tumeur ne s'accompagne pas de ganglions et, si la vascularisation de l'estomac est riche au niveau de la grande courbure, elle n'est pas augmentée au niveau de la tuméfaction. En revanche, on sent l'aorte battre et faisant peut-être corps avec la plaque indurée.

En cherchant la première anse jéjunale on tombe sur l'iléon

et on est frappé de l'atrophie et de la rétraction extrêmes de l'intestin à ce niveau, ce qui le fait abandonner.

M. Tuffier cherche et amène la première anse qui présente le volume et les dimensions d'une anse jéjunale normale. La paroi est plus hypertrophiée qu'amincie et on choisit peut-être à tort cette anse, car il est possible que la différence de calibre de l'intestin grêle tienne à une sténose de l'intestin.

Gastro-entérostomie postérieure par le procédé habituel de M. Tuffier. L'estomac dont l'épaisseur des parois égale celle de la main contient un liquide noirâtre.

Pas d'incidents opératoires. Toutes les sutures à la soie, y compris la paroi abdominale. Pansement aseptique.

3o *juin. — Suites opératoires.* — Le malade va très bien. Pas de vomisssement.

4 *juillet.* — Le malade s'alimente.

6 *juillet.* — On enlève les fils. Cicatrice parfaite. Peu d'appétit. Le malade a mangé à midi un peu de viande hachée dans du bouillon et a pris quelques cuillerées de bouillon le soir, un litre de lait dans la journée.

7 *juillet.* — État excellent. Bonne nuit. Pas de selle.

8 *juillet.* — Trois quarts de litre de lait. Champagne. Eau de Vichy. Température normale. Violentes coliques qui ont empêché le malade de dormir. De minuit au petit jour, les douleurs deviennent atroces et le ventre se ballonne.

Ce matin le ventre est encore sensible mais très peu. Température normale.

9 *juillet.* — Lait. Bouillon sans grand appétit. Pas de selle.

12 *juillet.* — Le malade n'a plus vomi depuis son opération.

17 *juillet.* — Il retourne chez M. Hayem.

Nous revoyons le malade le 19 avril 1898.

Il a bonne mine, son teint est coloré. Ses digestions sont encore un peu pénibles mais l'appétit est bon. Le malade mange de tout. Le matin, à jeun, il perçoit encore le bruit de clapotage en se déplaçant dans son lit. Mais les douleurs ont entièrement disparu ; et le malade se sent plus fort. Il pèse actuellement 63 kilogrammes ; il a donc augmenté de huit livres. Après les repas, sensation de pesanteur désagréable mais non douloureuse.

L'absorption paraît normale. L'iode apparaît dans la salive quatorze minutes après ingestion de l'iodure de potassium. L'estomac descend à deux doigts au-dessus de l'ombilic. Nous percevons le phénomène de l'onde stomacale.

A jeun, on perçoit du clapotage.

Le malade est tubé.

Liquide à jeun, assez abondant. Débris alimentaires reconnaissables.

$$A = 0,079 \qquad H + C = 0,088 \qquad \alpha = 0,89$$
$$H = 0 \qquad T = 0,416 \qquad \frac{T}{F} = 1,26$$
$$C = 0,088 \qquad F = 0,328$$

1. — Après 30 minutes, liquide assez abondant, mal émulsionné.

$$A = 0,043 \qquad H + C = 0,007 \qquad \alpha = 6,14$$
$$H = 0 \qquad T = 0,189 \qquad \frac{T}{F} = 1,03$$
$$C = 0,007 \qquad F = 0,182$$

2. — Après 60 minutes, liquide très abondant, mal émulsionné.

$$A = 0,100 \qquad H + C = 0,103 \qquad \alpha = 0,97$$
$$H = 0 \qquad T = 0,292 \qquad \frac{T}{F} = 1,54$$
$$C = 0,103 \qquad F = 0,189$$

3. — Après 90 minutes, liquide peu abondant, mal émulsionné.

$$A = 0,165 \qquad H + C = 0,286 \qquad \alpha = 0,56$$
$$H = 0,011 \qquad T = 0,379 \qquad \frac{T}{F} = 1,96$$
$$C = 0,275 \qquad F = 0,193$$

OBSERVATION IX (de HAYEM et TUFFIER).

Sténose du pylore. Gastro-entérostomie antérieure.

Presse médicale, 31 mars 1897.

R..., âgé de 45 ans, est couché au n° 39 de la salle Béhier.

est employé de chemin de fer. Nous l'avons déjà soigné dans le service, il y a quelques semaines ; il est sorti amélioré, mais bientôt a été repris des mêmes accidents qui l'avaient amené une première fois, et il est revenu dans nos salles le 24 octobre 1896.

Ses antécédents héréditaires ne présentent aucun intérêt. Dans ses antécédents personnels, nous ne trouvons à noter qu'un fait : il y a une dizaine d'années, il reçut un coup de pied de cheval dans le ventre ; mais ce traumatisme ne paraît pas avoir été bien important, car, après avoir cessé son travail pendant une dizaine de minutes, le malade put le reprendre, et n'eut à la suite ni malaises, ni vomissements, ni altération autre de la santé.

On ne pense pas qu'il soit alcoolique ; il prenait environ un litre de vin par jour et un où deux litres de vin de raisins secs, qu'il préparait lui-même. Il n'est pas fumeur.

La maladie actuelle remonterait à 1894. Il éprouva à cette époque des douleurs après les repas, avec gêne épigastrique, et, pour se soulager, il provoquait le vomissement en s'introduisant les doigts dans la bouche. Les liquides vomis renfermaient des aliments parfaitement reconnaissables, ingérés la veille.

Les douleurs survenant pendant les digestions étaient devenues plus intenses et s'accompagnaient de renvois acides, lorsqu'au cours de l'hiver 1894-1895, il fut pris, dans la rue, de vomissements très abondants et perdit connaissance. Ces vomissements, d'après ce qu'on lui a raconté, auraient contenu du sang noir. Il fut transporté à l'hôpital Lariboisière, où on le soumit au régime lacté. Il n'y resta que quinze jours, mais en sortit amélioré. Il sembla donc qu'à cette époque, on ait songé à un ulcère de l'estomac. A sa sortie, il continue le régime lacté, mais il y ajoute quelques aliments ; les vomissements reprennent, ainsi que les accès douloureux, mais, comme le malade ne prend que des aliments de choix, les vomissements restent peu fréquents.

Les douleurs débutaient par une sensation de crampe au-dessus de l'ombilic et irradiaient vers les hypocondres. Il n'a jamais eu de douleur dorsale, ni de douleur en ceinture. Les crises n'ont d'ailleurs présenté, à aucun moment, une intensité très grande. Il vomissait, en général, deux fois par jour, loin des repas. Les digestions étaient pénibles et produisaient des aigreurs, puis des nausées n'aboutissant pas ; alors, pour calmer sa souffrance, le malade provoquait le vomissement par l'introduction des doigts dans la gorge.

L'appétit était conservé ; cependant, il n'y avait que peu d'appétence pour la viande ; par contre, le malade mangeait beaucoup de pain.

Comme autres symptômes, signalons de la constipation, un amaigrissement moyen et de l'insomnie.

Quinze jours avant son entrée dans mon service, les douleurs devinrent beaucoup plus vives et les vomissements plus rapprochés.

Il s'agit d'un homme assez bien constitué, un peu amaigri, mais nullement cachectique, n'ayant pas d'œdème des jambes, pas d'anémie prononcée ni de teinte jaune paille ou terreuse de la peau. Dans la tête de l'épididyme gauche, on sent un noyau de consistance semi-ferme, un peu sensible à la palpation, induration qui semble être le résidu d'une ancienne épididymite blennorragique. Au moment où le malade est entré à l'hôpital, il y avait un peu de liquide dans la vaginale.

Le ventre est évasé à sa partie supérieure, la région sus-ombilicale est gonflée et un peu résistante à la palpation, qui n'est d'ailleurs pas douloureuse. Les veines abdominales ne présentent actuellement rien de particulier ; celles de la portion sous-ombilicale étaient un peu saillantes, il y a quelques jours. La sonorité de l'espace de Traube est exagérée. Il est impossible de limiter l'estomac par la percussion.

Le foie ne paraît pas déborder les fausses côtes ; il n'est pas accessible à la palpation.

A la région stomacale, on sent un empâtement diffus, sans bosselures, sans plaques. Le clapotage s'entend jusqu'à un travers de doigt au-dessous de l'ombilic ; le bruit de succussion est très net.

Il n'y a pas de fièvre, le malade ne tousse ni ne crache. Il existe cependant un léger affaiblissement du son au niveau du sommet du poumon gauche. Il y a quelques jours, au moment de l'entrée à l'hôpital, on constatait un faible degré de congestion pulmonaire à la base gauche. Au sommet droit, on entend, à la fin de l'expiration, un léger bruit de déplissement qui n'a rien de bien caractéristique.

Le malade a actuellement de l'appétit, il dort et n'est plus constipé ; il n'éprouve plus de douleurs, n'a plus de vomissements.

A aucun moment, depuis que nous l'observons, il n'a présenté le phénomène des ondes péristaltiques stomacales, observé assez souvent en pareil cas.

Chez notre malade, on trouve du liquide à jeun dans l'estomac : ce liquide contient des résidus abondants et des aliments faciles à reconnaître.

Le lavage ramène des résidus alimentaires, et, après le lavage, on constate du clapotage.

Si l'on se borne à extraire le liquide à jeun, même en s'aidant de la pompe, on obtient environ 3oo centimètres cubes. Le clapotage persiste et on peut constater le bruit de succussion.

Le soir, il faut employer 2o litres d'eau environ en lavage, avant que le liquide stomacal ressorte clair et dépourvu de résidus ; cependant, le lendemain matin, on peut encore retirer du liquide contenant des résidus alimentaires.

On a fait l'analyse du liquide résiduel extrait le matin à jeun ; puis on a lavé l'estomac le soir ; et, le lendemain, après avoir retiré tout ce que l'on a pu du liquide, on a fait faire au malade un repas d'épreuve qui a fourni du suc stomacal aux divers temps de la digestion.

1° *Analyse du 5 janvier*. Liquide à jeun, sans lavage la veille au soir.

On retire environ 3oo centimètres cubes de liquide acide, verdâtre, contenant des résidus alimentaires.

$$A = 0,192 \qquad \left. \begin{array}{l} H = 0,066 \\ C = 0,152 \end{array} \right\} 0,218 \qquad T = 0,438$$

$$\alpha = 0,82 \qquad\qquad\qquad\qquad\qquad F = 0,219$$

$$\frac{T}{F} = 2$$

Peptones abondantes ; réaction de l'acide lactique.

2° *Analyse du 6 janvier*. Liquide après le repas d'épreuve : 60 grammes de pain et 250 grammes de thé non sucré ; la veille au soir (5 janvier), on a lavé l'estomac (20 litres d'eau pour obtenir un liquide clair).

a) Tubage au bout de quarante minutes. On retire 50 centimètres cubes de liquide contenant des résidus, filtrant facilement.

$$A = 0,144 \qquad H = 0,044 \;\Big\}\; 0,110 \qquad T = 0,321$$
$$\alpha = 1,51 \qquad C = 0,066 \qquad\qquad F = 0,189$$
$$\frac{T}{F} = 1,69$$

Peptones assez abondantes ; acide lactique.

b) Tubage au bout de quatre-vingts minutes. Liquide filtrant facilement avec résidus.

$$A = 0,204 \qquad H = 0,073 \;\Big\}\; 0,222 \qquad T = 0,394$$
$$\alpha = 0,87 \qquad C = 0,149 \qquad\qquad F = 0,182$$
$$\frac{T}{F} = 2,16$$

Peptones abondantes ; acide lactique.

c) Tubage après cent dix minutes.

$$A = 0,204 \qquad H = 0,110 \;\Big\}\; 0,249 \qquad T = 0,438$$
$$\alpha = 0,67 \qquad C = 0,139 \qquad\qquad F = 0,189$$
$$\frac{T}{F} = 2,31$$

Peptones assez abondantes. Réaction des acides gras, mal caractérisée.

Le liquide résiduel n'a pas franchement le type hyperpeptique ; mais les analyses en série montrent qu'il s'agit d'un cas d'hyperpepsie, avec un léger degré d'hyperchlorhydrie tardive.

L'examen du sang fait par M. Lenoble révèle un état anémique léger (1er degré), mais déjà ancien, en raison de la valeur globulaire qui est faible. Il y a, en outre, une augmentation assez notable des globules blancs (7 janvier).

$$N = 4,495000$$
$$R = 2,437937$$
$$G = 0,54$$
$$B = 13350$$

L'étude du sang pur a montré l'existence d'un réticulum fibri-
neux à fibrilles nombreuses et minces (type n° 3).

L'examen du sérum donne les résultats suivants. Coagulation
en cinq minutes, le caillot est rose clair. Au bout de trois quarts
d'heure, le sérum commence à se séparer sur les parties latérales
du caillot. Au bout de quatre heures et demie, la rétraction du
caillot est complète ; sérum abondant, de couleur jaune ambrée,
très transparent, à réaction alcaline, ne présentant aucune parti-
cularité au spectroscope.

L'analyse de l'urine, pratiquée le 19 janvier, a donné les
résultats suivants : volume 1 litre, couleur jaune, odeur fétide,
aspect un peu trouble, dépôt insignifiant, réaction faiblement
acide, densité 1020.

Acidité totale.	0,85
Chlorures.	6,96
Acide phosphorique.	1,53
Urée.	24,33

Le malade est envoyé dans le service de M. Tuffier, à la Pitié.
Opération le 20 février par M. Tuffier.

« Laparotomie de 12 centimètres, affleurant en bas l'ombilic.
Le foie est abaissé et se présente dans le tiers supérieur de la
plaie. Il adhère, par sa face inférieure, à la petite courbure et à
la face antérieure de l'estomac jusqu'au pylore. Ces adhérences
sont trop intimes et trop vasculaires pour que l'on tente leur libération. Dans toute cette étendue, la région adhérente est formée
par une plaque indurée, régulière. L'estomac est dilaté et distendu ; sa grande courbure dépasse l'ombilic d'un travers de
doigt ; il est très vasculaire ; les veines de la grande courbure
sont turgescentes, amincies et du volume du petit doigt. Les parois
stomacales sont souples en avant et en arrière mais amincies.
Gastro-entérostomie antérieure par le procédé des sutures. La
vascularisation de la grande courbure oblige à placer la bouche
stomacale à trois travers de doigt de son bord libre. La minceur
des parois de l'estomac rend l'affrontement des surfaces un peu
difficile.

Suites opératoires remarquablement simples. La température ne dépassa jamais 37, le pouls resta toujours régulier et à 80. Les premiers jours, le malade ne reçut à prendre que de petits fragments de glace, on lui donna des lavements nutritifs.

Le 25 février, au soir, le malade a des régurgitations de bile verdâtre et très amère. On le met à la diète absolue.

Le 26 février, les vomissements bilieux s'accentuent. Le malade vomit continuellement du liquide verdâtre par petites gorgées.

Le ventre est ballonné au niveau de la région épigastrique.

En présence de ces symptômes, il devient évident qu'un obstacle quelconque s'oppose à l'écoulement du liquide stomacal et provoque le retour de la bile dans l'estomac. Une intervention s'impose. Dans l'après-midi, le malade est endormi. M. Tuffier fait sauter les points de suture. La réunion de la plaie abdominale est remarquablement solide. On arrive sur l'estomac. *Des adhérences unissent l'épiploon à l'anse intestinale* au niveau de son abouchement de néoformation. Le bout inférieur de l'intestin est aplati, rubanné. On détache le petit lambeau épiploïque adhérent et immédiatement, sous les yeux du chirurgien et de ses aides, le bout inférieur se gonfle. La circulation des liquides et des gaz est rétablie. Les sutures intestinales ont l'air de tenir parfaitement ; pour éviter que l'intestin ne se coude de nouveau, M. Tuffier le fixe à la paroi antérieure de l'estomac par deux points de suture séro-séreux qui lui font décrire une courbe d'un plus grand rayon. Suture de la paroi.

Une injection de 1,400 grammes de solution saline est pratiquée dans une veine du pli du coude gauche. Le lendemain, le malade commence à prendre du lait. Cette seconde intervention est très bien supportée. Nul autre incident ne vint entraver la marche de la convalescence. Le malade s'alimente progressivement.

Le 1er mars, il prend des œufs, du bouillon, du blanc de poulet.

Le 6 mars, on enlève les fils. La réunion de la plaie est parfaite.

Le 10 *mars.* — Le malade sort de l'hôpital et regagne le service de M. Hayem.

Il est enchanté de son état. Il est surtout satisfait de pouvoir boire du vin, ce qu'il n'avait pas pu faire depuis longtemps, en raison de douleurs que le vin provoquait.

Nous ne pouvons pas revoir le malade qui habite la province, mais il nous fait connaître qu'il se porte bien. Son appétit est excellent et ses digestions bonnes. Il se sent fort et a augmenté de poids.

Observation X (due à M. Tuffier).

Sténose pylorique d'origine biliaire. Gastro-entérostomie.

Pr... Léon, âgé de 20 ans, maçon, entre à l'hôpital pour des troubles dyspeptiques.

Rien dans ses antécédents héréditaires. Lui-même n'a jamais eu que l'affection dont il souffre actuellement. La maladie actuelle date de 18 mois. A cette époque, il a été pris subitement de gargouillements, de pesanteur dans l'estomac; les digestions devinrent pénibles et longues, accompagnées d'éructation.

La constipation s'établit, opiniâtre. Le malade éprouvait une sorte de tiraillement à l'épigastre; cette sensation d'abord sourde prenait le caractère de douleur aiguë trois ou quatre heures après le repas. Pas de vomissements. L'appétit était diminué. Le malade a maigri de 28 livres.

Actuellement il est très amaigri, légèrement anémié. Le foie dépasse d'un doigt le rebord costal. Les flancs, les fosses iliaques, l'épigastre sont libres. L'estomac, dilaté, descend de deux travers de doigt au-dessous de l'ombilic.

Le ventre est sonore dans toute son étendue. La palpation gênée un peu par la tension des parois ne révèle aucune tumeur.

Les urines sont claires, normales.

Le malade ne tousse pas et ne crache pas.

Opération le 5 avril. — Incision de 10 centimètres le long de la ligne blanche s'arrêtant à égale distance de l'appendice xyphoïde et de l'ombilic. Le ventre ouvert, on tombe sur le foie et l'estomac, le premier occupant le quart supérieur de la plaie, le deuxième les trois quarts inférieurs. On attire l'estomac presque tout entier au dehors et on se rend compte de son énorme distension. En outre, sur le duodénum, tout près du pylore, on voit une large adhérence, lisse, brillante, nacrée, qui unit cet organe à la vésicule biliaire voisine. Il existe encore d'autres adhérences entre cette vésicule et la face postérieure du duodénum. Elles sont si fortes que le doigt tente vainement de les détacher et qu'il est, d'autre part, impossible de les sectionner sans intéresser en même temps le duodénum ou la vésicule. Elles constituent une bride qui coude fortement la première portion du duodénum, près du pylore, ce qui explique l'énorme dilatation de l'estomac.

La vésicule non plus que le canal cystique ne présente la moindre trace de calculs. Néanmoins on est en droit de supposer que l'origine des adhérences et, par suite, de la sténose est une cholécystite ancienne.

M. Tuffier pratique la gastro-entérostomie postérieure trans-mésocolique (v. Hacker). L'opération est faite de la façon classique, sans aucun incident. Durée totale de l'opération 40 minutes (fermeture de la paroi à trois étages y compris).

Suites opératoires. — La soirée a été assez bonne. Le malade n'a pas souffert. Pas de vomissement; un peu de glace. 1,500 grammes de sérum en injections sous-cutanées. Pas de gaz, pas de selle, miction spontanée. T. 37°,1. Le malade ne dort pas, mais il ne souffre pas.

6 *avril.* — Le malade va aussi bien que possible. Il ressent une légère douleur dans la région épigastrique. Langue rouge, humide. P. 104, un peu irrégulier, mais fort. T. 37°. Urines 650 grammes, jaune rougeâtre, avec un fort sédiment. Ventre un peu tendu. Pas de ballonnement, pas de sensibilité.

Journée assez bonne. Vers le soir, le malade commence à être

gêné par les gaz qu'il ne parvient pas à évacuer par l'anus. Pas
selle. Deux mictions spontanées, un peu difficiles. Glace, un peu
d'eau de Vichy (2 verres en plusieurs fois.) T. 37°,2 ; 1,500
grammes de sérum. Nuit sans sommeil.

7 *avril*. — Ce matin, le malade est très gêné par les gaz. Par
moment, gargouillements douloureux. L'aspect général est bon.
P. 96, régulier, fort. T. 36°,6. Langue rouge, humide. Ventre un
peu ballonné, sensible. Urines 500 grammes.

Toute l'après-midi, le malade se plaint de gargouillements
violents dans tout le ventre. Un lavement a amené une petite
selle et quelques gaz. Le malade est soulagé momentanément.

Les gargouillements reparaissent, moins intenses. Deux mictions normales. Le malade a pris un peu de glace et d'eau de
Vichy. Température 36°,6, nuit bonne, sans morphine.

8 *avril*. — Le malade va aussi bien que possible, mais il se
plaint toujours de ses gargouillements. Aspect général bon.
Pouls 88, régulier, égal, fort. Température 36°,8. Langue rouge,
humide. Ventre assez souple et peu sensible. Urines claires, rou-
geâtres, 400 grammes.

Dans l'après-midi, on donne un lavement : selle abondante et
nombreux gaz. Le malade prend un peu d'eau de Vichy et de
champagne. Pas de vomissement, pas de nausées. Sensation de
gêne à l'épigastre et gargouillements intestinaux. Mictions normales. Piqûre de morphine pour la nuit. Température 37. Nuit
bonne.

9 *avril*. — Le malade va bien. Journée bonne. Les gargouillements intestinaux ont disparu, mais il persiste une certaine gêne
dans la région épigastrique quand le malade a bu. Pas de fièvre.
Température 36°,6, le soir, 36°,8, pouls 92. Pas de sensibilité du
ventre, pas de ballonnement. Champagne, eau de Vichy, lait.
Pas de vomissement, pas de selle. Quelques gaz par l'anus. Mictions normales. Nuit bonne.

14 *avril*. — Le malade se plaint toujours de la gêne qu'il
éprouve après avoir mangé ; mais il n'a ni nausées ni vomissement. Pas de fièvre.

Faiblesse assez accentuée. Le malade sent cependant les forces et l'appétit revenir peu à peu. Actuellement, il prend une demi-bouteille de .champagne, une bouteille d'eau de Vichy, un litre de lait, un potage et une côtelette à midi et une le soir. Digestions difficiles. Selles par lavement. Mictions et urines normales.

Escarre de décubitus comme une pièce de 5 francs, mais en voie de cicatrisation. La région trochantérienne droite est rouge et douloureuse.

On change le pansement et on enlève les fils. Cicatrice parfaite. Le ventre est un peu tendu, peu douloureux.

Le malade est examiné à nouveau le 4 mai 1898. Il continue à se plaindre de souffrir de l'estomac. Il a peu d'appétit et digère mal. Il est en outre très constipé.

Son estomac est toujours dilaté. L'absorption est normale. Pas de clapotage à jeun.

M. Coyon, interne de M. Robin, a bien voulu étudier sa digestion. Voici la note qu'il nous a donnée.

Après repas de Robin, on retire au bout d'une heure 150 centimètres cubes de liquide incolore filtrant assez facilement, acide au tournesol, colorant en bleu le congo.

Acidité totale..	2,25	
HCl combiné..	0,60	Par litre en HCl.
HCl libre.	0,90	Chlorhydric = 1,60 par litre
Acides de fermentation. . .	0,75	

Acides de fermentation, 1,85 par litre, en :

Acide lactique.
Pas d'acide butyrique ni acétique.
Notable quantité d'acide lactique.
Pas de mucine.
Traces d'albumine.
Notable quantité de syntonine.
Petite quantité de propeptones.
Notable quantité de peptones : 15 grammas par litre.
Pas de sucre.

L'eau iodée colore le suc en bleu indiquant une mauvaise digestion des féculents dont l'amidon n'a pas subi de transformation.

Donc : 1° l'acidité est due aux acides de fermentation ; 2° HCl libre est plus abondant qu'à l'état normal et se forme au dépens de HCl combiné, puisque HCl total est normal.

CONCLUSIONS

Pour synthétiser l'étude qui précède, nous pouvons formuler les résultats de la gastro-entérostomie dans les propositions suivantes :

1° Amélioration considérable de l'état général ;

2° Disparition des troubles subjectifs et des troubles objectifs ;

3° Le liquide résiduel disparaît et l'hyperchlorhydrie est remplacée par un certain degré d'hypopepsie ;

4° Persistance de la digestion gastrique grâce à la rétention, pendant un certain temps, des ingesta dans la cavité gastrique ;

5° État normal de l'absorption au niveau de la muqueuse ;

6° Fonctionnement physiologique du pylore artificiel ;

7° Ces résultats sont d'autant plus favorables que l'intervention est plus précoce ;

8° La gastro-entérostomie est le traitement curatif des sténoses moyennes et serrées.

BIBLIOGRAPHIE

Obalinsky et Jaworski. — *Wiener klin. Woch.*, 1889.

Klemperer. — *Deutsche med. Woch.*, 1889.

Rydygier et Jaworski. — *Deutsche med. Woch.*, 1889.

Koensche. — Résultats fonctionnels des opérations pratiquées sur l'estomac. *Deutsche med. Woch.*, 1892, 49, p. 1114.

Rosenheim. — Ueber das Verhalten der magenfunctionen nach Ausführung der gastro-enterostomie. *Soc. med.* Berlin, 24 octobre 1894.

Dunin. — Sur les résultats de la gastro-entérostomie dans les rétrécissements cicatriciels du pylore. *Gaz. lek.*, 15-16 janvier 1894. *Berlin. klin. Woch.*, 15-22 janvier 1894, p. 90.

Grunzach et Mintz. — Rétrécissement cicatriciel du pylore. *Revue de méd.*, novembre 1893.

Mintz. — Des résultats fonctionnels des opérations pratiquées sur l'estomac. *Wien. klin. Woch.*, 18 avril 1895 ; 2 mai, n° 18, p. 330 ; 16 mai, n° 20, p. 364.

Imredy. — Des fonctions de l'estomac après la résection du pylore. *Wien. med. Presse*, 25 mars 1895.

Hahn. — De l'intervention chirurgicale dans les maladies de l'estomac. *Deutsche med. Woch.*, 25 octobre 1894.

Einhorn. — Traitement de la sténose du pylore. *Med. Record*, 19 janvier 1895.

Von Hacker. — Les opérations sur l'estomac pour sténose. *Wien. klin. Woch.*, 25   1895.

Hayem. — Traité de médecine. *Bulletin de la Soc. méd. des hôp.*, 8 novembre 1895 ; 16 novembre 1896.

Mathieu. — *Société méd. hôp.*, 15 novembre 1895.

Grunzach. — *Therap. Monats.*, mars 1895.

Lezine. — Sur la gastro-entérostomie. *Wratch.*, 31 août 1895.

Haberkant. — Ueber die bis jezt erzielten unmittelbaren und weiteren Erfolge der Verchiedenen operationen aus magen. *Arch. für klin. chir.*, Bd LI, 1895.

Lambotte. — De la gastro-entérostomie. *Annales Soc. belge chirurgie,* 15 octobre 1896.

Wassilief. — Valeur de la gastro-entérostomie dans la chirurgie de l'estomac. *Ann. chir. russe,* 1896.

Kischkine. — *Revue de médecine,* 1894, n° 7.

Kefer. — Traitement opératoire des sténoses. *Ann. de chir. russe,* t. I, livre 6.

Doyen. — Traitement chirurg. des affect. de l'estomac. 9° *Cong. de chirurgie.*

Trognon. — La gastro-entérostomie en France. *Thèse,* Paris, 1893.

Wilhem. — De la gastro-entérostomie. *Thèse,* Nancy, 1893.

Mahaut. — De l'état des fonctions gastriques après la gastro-entéro-anostomose pour sténose cancéreuse du pylore. *Thèse,* Lyon, 1895, n° 1126.

Tuffier. — *Académie de méd.,* mars 1898 ; *Société de chir.,* 10 février 1897 ; *Presse méd.,* 9 février 1898.

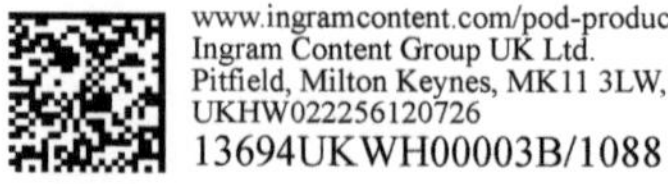